MW00508406

DE ITALIENSKE OPSKRIFTER

2022

LÆVENDE ITALIENSKE REGIONALE OPSKRIFTER

JAN ERIKSSON

BENVENUTO!

INDHOLDSFORTEGNELSE

Fettuccine med forårsgrøntsager 12

Fettuccine med Gorgonzola creme 14

Tagliarini med Pesto, Genoa Style 16

Fettuccine med artiskokker 18

Fettuccine med tomatfileter 21

Fettuccine med tusind urter 23

Fettuccine med pølse og fløde 26

Grøn og hvid pasta med pølse og fløde 28

Fettuccine med porrer og fontina 30

Fettuccine med svampe og prosciutto 32

Sommer Tagliatelle 34

Fettuccine med svampe- og ansjossauce 36

Fettuccine med kammuslinger 38

Tagliarini med rejer og kaviar 40

Sprød pasta med kikærter, Puglia-stil 42

Tagliarini med Abruzzese Chokolade Ragù 45

Lasagne i Bologna-stil 48

Napolitansk Lasagne 50

Spinat- og champignonlasagne 53

Grøn Lasagne 56

Grøn Lasagne med Ricotta, Basilikum og Tomatsauce 59

Aubergine Lasagne 62

Ricotta og skinke Cannelloni 65

Kalvekød og spinat Cannelloni 68

Grøn og hvid Cannelloni 71

Cannelloni med estragon og pecorino 74

Ost Ravioli med frisk tomatsauce 77

Parma-stil spinat og ost ravioli 80

Vinter Squash Ravioli med smør og mandler 83

Kød Ravioli med tomatsauce 85

Toscansk pølse ravioli 89

Krydret ravioli, Marches Style 91

Svampe-ravioli i smør og salviesauce 93

Kæmpe ravioli med trøffelsmør 95

Roeravioli med valmuefrø 98

Kødfyldte pastaringe i flødesauce 100

Kartoffeltortelli med Ragù pølse 103

Kartoffel Gnocchi 106

Kartoffel Gnocchi med Lamme Ragù 110

Gratineret kartoffelgnocchi 113

Kartoffelgnocchi i Sorrento-stil 115

Linguine med hvidløg, olie og varm peber 117

Spaghetti med hvidløg og oliven 119

Linguine med Pesto 121

Tynd spaghetti med valnødder 123

Linguine med soltørrede tomater 125

Spaghetti med peberfrugt, pecorino og basilikum 127

Penne med zucchini, basilikum og æg 131

Pasta med ærter og æg 134

Linguine med grønne bønner, tomater og basilikum 136

Små ører med kartoffelcreme og rucola 138

Pasta og kartofler 140

Skaller med blomkål og ost 143

Pasta med blomkål, safran og ribs 145

Sløjfer med artiskokker og ærter 148

Fettuccine med artiskokker og porcini 151

Rigatoni med aubergine Ragù 155

Siciliansk spaghetti med aubergine 158

Sløjfer med broccoli, tomater, pinjekerner og rosiner 161

Cavatelli med hvidløgsgrønt og kartofler 163

Linguini med Zucchini 166

Penne med grillede grøntsager 168

Penne med svampe, hvidløg og rosmarin 171

Linguine med rødbeder og hvidløg 173

Sløjfer med rødbeder og grønt...175

Pasta med salat..177

Fusilli med ristede tomater...179

Albuer med kartofler, tomater og rucola 182

Linguine i romersk landstil...184

Penne med forårsgrøntsager og hvidløg...186

"Slæbt" Pasta med fløde og svampe..188

Romersk tomat og mozzarella pasta...191

Fusilli med tun og tomater..193

Linguine med siciliansk pesto...195

Spaghetti med "Crazy" Pesto..197

Sløjfer med ukogt Puttanesca-sauce..199

Pasta med rå grøntsager 201

"Skynd dig" Spaghetti...203

"Vred" Penne 206

Rigatoni med Ricotta og Tomatsauce...208

Sløjfe med cherrytomater og brødkrummer 210

Fyldte skaller..212

Spaghetti med pecorino og peber..214

Linguini med citron...216

Linguine med ricotta og urter 218

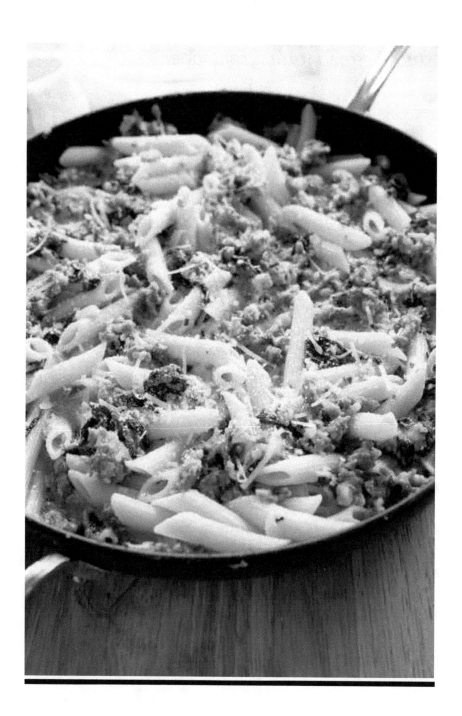

Fettuccine med forårsgrøntsager

Fettuccine Primavera

Gør 4 til 6 portioner

Denne opskrift blev angiveligt opfundet på Le Cirque Restaurant i New York. Selvom det aldrig har været på menuen der, ved almindelige lånere, at de kan anmode om det til enhver tid. Andre grøntsager kan bruges, såsom peberfrugt, grønne bønner eller zucchini, så improviser gerne efter, hvad du har ved hånden.

4 spsk usaltet smør

1/4 kop hakkede skalotteløg

1 kop hakkede gulerødder

1 kop broccolibuketter, skåret i mundrette stykker

4 asparges, skåret og skåret i mundrette stykker

1/2 kop friske eller frosne ærter

1 kop tung eller piskefløde

Salt og friskkværnet sort peber

1 pund frisk fettuccine

¾ kop friskrevet Parmigiano-Reggiano

10 basilikumblade, stablet og skåret i tynde bånd

1. I en stegepande, der er stor nok til at rumme fettuccinen, smelt smørret over medium varme. Tilsæt skalotteløg og gulerødder og kog under omrøring af og til i fem minutter eller indtil de er bløde.

2. Bring mindst 4 liter vand i kog i en stor gryde. Tilsæt salt efter smag. Tilsæt broccoli og asparges og kog i 1 minut. Tag grøntsagerne ud med en hulske, og afdryp dem godt, så vandet koger i gryden.

3. Kom broccoli og asparges i gryden sammen med ærter og fløde. Bring det i kog. Smag til med salt og peber. Fjern fra varmen.

4. Kom fettuccinen i det kogende vand og kog under jævnlig omrøring, indtil pastaen er al dente, mør, men stadig fast til biddet. Dræn fettuccinen og kom den i gryden. Tilsæt osten og vend godt rundt. Drys med basilikum og server straks.

Fettuccine med Gorgonzola creme

Fettuccine med Crema di Gorgonzola

Gør 4 til 6 portioner

Af alle de blå oste, der produceres rundt om i verden, er gorgonzola min favorit. For at lave den er komælk podet med penicillinsporer, som giver osten dens farve og tydelige smag. Den er ikke for skarp og smelter smukt, så den er ideel til saucer. Brug en mild type gorgonzola til denne opskrift.

2 spsk usaltet smør

8 ounces gorgonzola dolce, svær fjernet

1 kop tung eller piskefløde

Salt

1 pund frisk fettuccine

Friskkværnet sort peber

1/2 kop friskrevet Parmigiano-Reggiano

1. I en mellemstor gryde smeltes smørret og gorgonzolaen tilsættes. Rør ved svag varme, indtil osten er smeltet. Rør cremen i. Bring saucen i kog og kog i 5 minutter, eller indtil saucen er lidt tyknet.

2. Bring mindst 4 liter vand i kog. Tilsæt pasta og salt efter smag. Rør grundigt. Kog ved høj varme under jævnlig omrøring, indtil pastaen er al dente, mør, men stadig fast til biddet. Dræn pastaen, gem lidt af kogevandet.

3. I en stor varm serveringsskål, smid pastaen med saucen. Tilsæt Parmigiano og vend igen. Tilsæt eventuelt lidt af kogevandet for at tynde pastaen. Server straks.

Tagliarini med Pesto, Genoa Style

Tagliarini al Pesto

Gør 4 til 6 portioner

I Ligurien om foråret serveres tynde tråde frisk pasta med pesto slynget med slanke grønne bønner og skåret nye kartofler. Grøntsagerne bærer smagen af pestoen, skærer noget af rigdommen og tilføjer tekstur.

Ordet pesto betyder banket, og der er flere andre typer pestosaucer, selvom dette er den bedst kendte.

1 kop pakket friske basilikumblade

1/2 kop pakket frisk fladbladet persille

1/4 kop pinjekerner

1 fed hvidløg

Salt og friskkværnet sort peber efter smag

1/3 kop ekstra jomfru olivenolie

1 kop friskrevet Parmigiano-Reggiano eller Pecorino Romano

4 mellemstore voksagtige kartofler, skrællet og skåret i tynde skiver

8 ounce tynde grønne bønner, skåret i 1-tommers længder

1 pund frisk tagliarini eller fettuccine

2 spsk usaltet smør, ved stuetemperatur

1. Kombiner basilikum, persille, pinjekerner, hvidløg og en knivspids salt i en foodprocessor eller blender. Hak fint. Mens maskinen kører, tilsæt olien i en jævn strøm og bearbejd indtil glat. Rør osten i.

2. Bring mindst 4 liter vand i kog. Tilsæt kartofler og grønne bønner. Kog lige indtil de er møre, cirka 8 minutter. Skrab grøntsagerne ud med en hulske. Læg dem i en opvarmet serveringsskål. Dæk til og hold varmt.

3. Tilsæt pastaen til det kogende vand og rør godt rundt. Kog ved høj varme under jævnlig omrøring, indtil pastaen er al dente, mør, men stadig fast til biddet. Dræn pastaen, gem lidt af kogevandet.

4. Tilsæt pasta, pesto og smør til serveringsskålen med grøntsagerne. Vend godt rundt, tilsæt lidt af kogevandet, hvis pastaen virker tør. Server straks.

Fettuccine med artiskokker

Fettuccine med Carciofi

Gør 4 til 6 portioner

Vogner fyldt med artiskokker dukker op på de udendørs markeder over hele Rom om foråret. Deres lange stængler og blade sidder stadig fast, hvilket hjælper med at forhindre dem i at tørre ud. Romerske kokke ved, at stilkene er lige så velsmagende som artiskokhjerterne. De skal kun skrælles og kan koges lige ved siden af artiskokkerne eller hakkes som fyld.

3 mellemstore artiskokker

¼ kop olivenolie

1 lille løg, finthakket

¼ kop hakket frisk fladbladet persille

1 fed hvidløg, finthakket

Salt og friskkværnet sort peber efter smag

½ kop tør hvidvin

1 pund frisk fettuccine

Ekstra jomfru oliven olie

1.Skær den øverste 1/2 til 3/4 tomme af artiskokkerne af med en stor, skarp kniv. Skyl artiskokker under koldt vand, spred bladene åbne. Undgå de små torne på de resterende spidser af bladene. Bøj tilbage og knæk alle de mørkegrønne blade af, indtil du når den lysegullige kegle af ømme blade i midten af artiskokken. Pil det hårde ydre skind omkring bunden og stilkene. Efterlad stilke fastgjort til basen; trim enderne af stilkene. Skær artiskokker i halve på langs og skrab de uklare choker ud med en ske. Skær artiskokker i tynde skiver på langs.

2.Hæld olie i en gryde, der er stor nok til at rumme den kogte pasta. Tilsæt løg, persille og hvidløg og steg ved middel varme, indtil løget er gyldent, cirka 15 minutter.

3.Tilsæt artiskokskiver, vin og salt og peber efter smag. Dæk til og kog indtil artiskokkerne er møre, når de gennembores med en gaffel, cirka 10 minutter.

4.Bring mindst 4 liter vand i kog. Tilsæt 2 spsk salt, derefter pastaen. Rør grundigt. Kog ved høj varme under jævnlig omrøring, indtil pastaen er al dente, mør, men stadig fast til biddet. Dræn pastaen, gem lidt af kogevandet. Kom pastaen i gryden med artiskokkerne.

5.Tilsæt et skvæt ekstra jomfru olivenolie og lidt af det reserverede kogevand, hvis pastaen virker tør. Kast godt. Server straks.

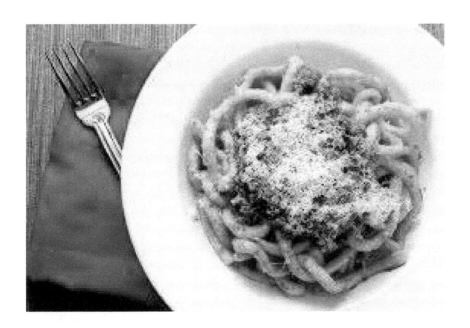

Fettuccine med tomatfileter

Fettuccine al Filetto di Pomodoro

Gør 4 til 6 portioner

Strimler af modne flåede tomater kogt, indtil de knapt er møre, er vidunderlige med frisk fettuccine. Tomaterne bevarer al deres søde friske smag i denne milde sauce.

4 spsk usaltet smør

¼ kop finthakket løg

1 pund blommetomater, skrællet og frøet og skåret i 1/2-tommers strimler

6 friske basilikumblade

Salt efter smag

1 pund frisk fettuccine

Friskrevet Parmigiano-Reggiano

1.I en stor stegepande opvarmes 3 spiseskefulde af smørret over medium-lav varme, indtil det er smeltet. Tilsæt løget og steg til det er gyldent, cirka 10 minutter.

2. Rør tomatfileter, basilikumblade og et par knivspidser salt i. Kog indtil tomaterne er møre, cirka 5 til 10 minutter.

3. Bring mindst 4 liter vand i kog. Tilsæt 2 spsk salt, derefter pastaen. Rør grundigt. Kog ved høj varme under jævnlig omrøring, indtil pastaen er al dente, mør, men stadig fast til biddet. Dræn pastaen, gem lidt af kogevandet.

4. Tilsæt fettuccinen til gryden sammen med den resterende 1 spsk smør. Kast godt. Tilsæt lidt af kogevandet, hvis pastaen virker tør. Server straks med osten.

Fettuccine med tusind urter

Fettuccine alle Mille Erbe

Gør 4 til 6 portioner

Dette er en af mine yndlings sommerpastaer, en som jeg elsker at lave, når krydderurterne i min have står i fuldt flor og tomaterne er perfekt modne. Opskriften kommer fra Locanda dell'Amorosa, en restaurant og kro beliggende i Sinalunga i Toscana. Der brugte de stracci, der betyder "raggedy", en pastaform svarende til pappardelle skåret med et riflet kagehjul, så kanterne er takkede. Fettuccine er en god erstatning.

Der er en del hakning involveret i at lave denne sauce, men det kan klares i god tid før servering. Erstat ikke tørrede urter med de friske. Deres smag ville være for aggressiv i denne pasta. Jo flere varianter af urter du bruger, jo mere kompleks vil smagen være, men selvom du ikke bruger alle de nævnte varianter, vil den stadig være lækker.

¹⁄4 kop hakket italiensk persille

¹⁄4 kop hakket frisk basilikum

¹⁄4 kop hakket frisk estragon

2 spsk hakket frisk mynte

2 spsk hakket frisk merian

2 spsk hakket frisk timian

8 friske salvieblade, finthakket

1 kvist frisk rosmarin, finthakket

⅓ kop ekstra jomfru olivenolie

Salt og friskkværnet sort peber

1 pund frisk fettuccine

½ kop friskrevet Pecorino Romano

2 mellemmodne tomater, skrællet, frøet og hakket

1. I en skål, der er stor nok til at indeholde alle ingredienserne, kombineres krydderurter, olivenolie og salt og peber efter smag. Sæt til side.

2. Bring mindst 4 liter vand i kog. Tilsæt 2 spsk salt, derefter røres pastaen godt. Kog ved høj varme under jævnlig omrøring, indtil pastaen er al dente, mør, men stadig fast til biddet. Dræn pastaen, gem lidt af kogevandet.

3.Kom pastaen i skålen med urteblandingen og vend godt rundt. Tilsæt osten og vend igen. Drys tomaterne over pastaen og server med det samme.

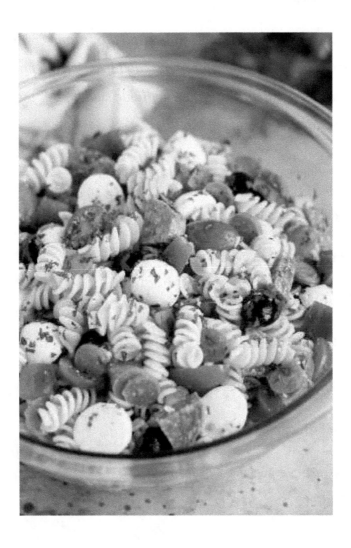

Fettuccine med pølse og fløde

Fettuccine con Salsiccia

Gør 4 til 6 portioner

Ristede røde peberfrugter, pølsestykker og grønne ærter bliver viklet ind i den cremede fettuccine for god smag i hver bid i denne opskrift fra Emilia-Romagna. Prøv at finde kødfulde svinepølser uden en masse krydderier til denne opskrift.

8 ounce almindelige italienske svinepølser, tarme fjernet

1 kop tung eller piskefløde

½ kop drænet ristet rød peberfrugt i tern

½ kop friske eller frosne bittesmå ærter

1 spsk hakket frisk fladbladet persille

Salt og friskkværnet sort peber

1 pund frisk fettuccine

½ kop friskrevet Parmigiano-Reggiano

1.Varm en stor stegepande op over medium varme. Tilsæt pølsen og kog, omrør ofte for at bryde eventuelle klumper, indtil den ikke længere er lyserød, ca. 5 minutter. Tag kødet ud på et skærebræt, lad det køle lidt af, og hak det så fint.

2.Tør panden af. Hæld fløden og den hakkede pølse i gryden og bring det i kog. Rør ristede peberfrugter, ærter, persille og salt og peber efter smag. Kog 3 minutter eller indtil ærterne er møre. Sluk for varmen.

3.Bring mindst 4 liter vand i kog. Tilsæt 2 spsk salt, derefter pastaen. Rør grundigt. Kog ved høj varme under jævnlig omrøring, indtil pastaen er al dente, mør, men stadig fast til biddet. Dræn pastaen, gem lidt af kogevandet.

4.Smid pastaen i gryden med saucen. Tilsæt osten og vend igen. Rør evt lidt af kogevandet i. Server straks.

Grøn og hvid pasta med pølse og fløde

Paglia og Fieno

Gør 4 til 6 portioner

Paglia e Fieno bogstaveligt oversættes som "halm og hø," det finurlige navn i Emilia-Romagna for denne ret med tynde grønne og hvide nudler kogt sammen. De er typisk klædt på med en cremet pølsesauce.

2 spsk usaltet smør

8 ounce almindelig italiensk svinepølse, tarme fjernet og hakket fint

1 kop tung fløde

1/2 kop friske eller frosne bittesmå ærter

Salt

1/2 pund frisk æg tagliarini

1/2 pund frisk spinat tagliarini

Friskkværnet sort peber

1/2 kop friskrevet Parmigiano-Reggiano

1.I en stegepande, der er stor nok til at rumme den kogte pasta, smeltes smørret over medium varme. Tilsæt pølsekødet og kog under jævnlig omrøring, lige indtil kødet ikke længere er lyserødt, cirka 5 minutter. Må ikke brunes.

2.Rør fløde og ærter i og bring det i kog. Kog 5 minutter eller indtil cremen er lidt tykkere. Fjern fra varmen.

3.Bring mindst 4 liter vand i kog. Tilsæt 2 spsk salt, derefter pastaen. Rør grundigt. Kog ved høj varme under jævnlig omrøring, indtil pastaen er al dente, mør, men stadig fast til biddet. Dræn pastaen, gem lidt af kogevandet.

4.Rør pastaen i pølseblandingen. Tilsæt en generøs kværn sort peber og osten og vend grundigt rundt. Server straks.

Fettuccine med porrer og fontina

Fettuccine med Porri og Fontina

Gør 4 til 6 portioner

Den fineste fontina-ost kommer fra Valle d'Aosta i det nordvestlige Italien. Den har en cremet tekstur og en jordagtig smag, der minder om trøfler. Det er en perfekt spiseost, og den smelter godt.

4 mellemstore porrer

½ kop vand

2 spsk usaltet smør

Salt

¾ kop tung fløde

4 ounces skåret importeret italiensk prosciutto, skåret på kryds og tværs i tynde strimler

Friskkværnet sort peber

1 pund frisk fettuccine

1 kop revet Fontina Valle d'Aosta eller Asiago

1.Skær de grønne toppe og rodender af porrerne væk. Skær dem i halve på langs og skyl godt under koldt rindende vand, og fjern eventuelt gryn fra lagene. Dræn porrerne og skær dem i tynde på tværs. Der skal være cirka 31/2 dl skåret porrer.

2.I en stegepande, der er stor nok til at rumme pastaen, kombineres porrer, vand, smør og salt efter smag. Bring vandet i kog og kog ved svag varme, indtil porrerne er møre og let gennemsigtige, og det meste af væsken er fordampet, cirka 30 minutter.

3.Tilsæt fløden og lad det simre i 2 minutter mere, eller indtil det er let tyknet. Rør prosciutto og lidt peber. Tag saucen af varmen.

4.Bring mindst 4 liter vand i kog. Tilsæt 2 spsk salt, derefter pastaen. Rør grundigt. Kog ved høj varme under jævnlig omrøring, indtil pastaen er al dente, mør, men stadig fast til biddet. Dræn pastaen, gem lidt af kogevandet.

5.Kom pastaen i gryden med saucen og vend godt rundt. Tilsæt lidt kogevand, hvis pastaen virker tør. Tilsæt fontinaen, vend igen og server.

Fettuccine med svampe og prosciutto

Fettuccine med Funghi og Prosciutto

Gør 4 til 6 portioner

Prosciutto er normalt skåret papirtynde i skiver, men når det lægges til en tilberedt ret, foretrækker jeg ofte at få kødet skåret i en enkelt tyk skive, som jeg så skærer i smalle strimler. Den holder formen bedre og bliver ikke overkogt, når den udsættes for varme.

4 spsk usaltet smør

1 pakke (10 ounce) svampe, skåret i tynde skiver

1 kop frosne ærter, delvist optøet

Salt og friskkværnet sort peber

4 ounce importeret italiensk prosciutto, i en skive ca. 1/4 tomme tyk, skåret på tværs i tynde strimler

1 pund frisk fettuccine

1/2 kop tung fløde

1/2 kop friskrevet Parmigiano-Reggiano

1.I en stegepande, der er stor nok til at rumme alle ingredienserne, smelt smørret over medium varme. Tilsæt svampene og kog under omrøring af og til, indtil svampesaften fordamper og svampene begynder at blive brune, cirka 10 minutter.

2.Rør ærterne i. Drys med salt og peber og kog i 2 minutter. Rør prosciuttoen i og sluk for varmen. Dæk til for at holde varmen.

3.Bring mindst 4 liter vand i kog. Tilsæt 2 spsk salt, derefter pastaen. Rør grundigt. Kog ved høj varme under jævnlig omrøring, indtil pastaen er al dente, mør, men stadig fast til biddet. Dræn pastaen, gem lidt af kogevandet.

4.Overfør pastaen til gryden med grøntsagerne og prosciutto. Skru varmen til høj. Tilsæt fløde og ost og vend igen. Tilsæt lidt af kogevandet, hvis pastaen virker tør. Server straks.

Sommer Tagliatelle

Tagliatelle Estiva

Gør 4 til 6 portioner

Alt ved denne pasta er sød og frisk, fra skiver af små, friske zucchini, til den solrige modne smag af tomater, til den cremede milde smag af ricotta salata ost. Denne pressede, faste, tørre form af ricotta bruges både som bordost og til rivning. Erstat en mild pecorino eller Parmigiano-Reggiano, hvis du ikke kan finde denne slags ricotta.

1 lille løg, hakket

1/4 kop olivenolie

3 meget små zucchini, skåret i 1/4-tommers skiver

Salt

2 kopper vindruetomater, halveret på langs

1 kop revet basilikumblade

1 pund frisk spinat fettuccine

1/2 kop revet ricottasalata

1. I en stor stegepande koges løget i olien ved middel varme i 5 minutter. Tilsæt zucchini og salt efter smag. Kog 5 minutter, eller indtil det er blødt. Rør tomaterne i og kog 5 minutter mere, eller indtil zucchinien er møre. Rør halvdelen af basilikum i og sluk for varmen.

2. Bring i mellemtiden mindst 4 liter vand i kog. Tilsæt 2 spsk salt, derefter pastaen. Rør grundigt. Kog, under ofte omrøring, indtil pastaen er al dente, mør, men stadig fast til biddet.

3. Dræn pastaen og vend den med saucen. Tilsæt osten og den resterende 1/2 kop af basilikum og vend igen. Server straks.

Fettuccine med svampe- og ansjossauce

Fettuccine al Funghi

Gør 4 til 6 portioner

Selv dem, der normalt ikke nyder ansjoser, vil sætte pris på det smagsløft, de giver til denne sauce. Deres tilstedeværelse er ikke indlysende; ansjoserne smelter ind i saucen.

2 store fed hvidløg, finthakket

1/3 kop olivenolie

12 ounce hvide eller brun-hvide svampe, meget tynde skiver

Salt og friskkværnet sort peber

1/2 kop tør hvidvin

6 ansjosfileter, hakket

2 store friske tomater, skrællede, frøet og hakket, eller 11/2 kop hakkede importerede italienske tomater på dåse, med deres juice

1 pund frisk fettuccine

1/4 kop hakket frisk fladbladet persille

2 spsk usaltet smør

1.I en stegepande, der er stor nok til at rumme al pastaen, koges hvidløget i olien ved middel varme i 1 minut.

2.Tilsæt svampene og kog under jævnlig omrøring, indtil væsken fordamper, og svampene begynder at brune, cirka 10 minutter. Rør vinen i og bring det i kog.

3.Tilsæt ansjoser og tomater. Reducer varmen til lav og kog 10 minutter.

4.Bring mindst 4 liter vand i kog. Tilsæt 2 spsk salt, derefter pastaen. Rør grundigt. Kog ved høj varme under jævnlig omrøring, indtil pastaen er al dente, mør, men stadig fast til biddet. Dræn pastaen, gem lidt af kogevandet.

5.Kom pastaen over i gryden med saucen og vend godt sammen med persillen. Tilsæt smørret og vend igen, tilsæt eventuelt lidt af kogevandet. Server straks.

Fettuccine med kammuslinger

Fettuccine med Canestrelli

Gør 4 til 6 portioner

Jeg plejer at lave denne pasta med store havmuslinger. De er fyldige og søde og fås hele året rundt. Mindre kammuslinger, der primært er tilgængelige i nordøst om sommeren, er også fremragende. Forveksle dem ikke med de smagløse calico-muslinger, der kommer fra varmt vand. De bliver nogle gange udgivet som kammuslinger, selvom de generelt er meget mindre og mangler smag. Bay kammuslinger er omkring en halv tomme i diameter, med en cremet hvid farve, mens calicos er omkring en kvart tomme i størrelse og meget hvid.

4 store fed hvidløg, finthakket

1/4 kop olivenolie

1 pund havmuslinger, skåret i 1/2-tommers stykker, eller laurbærmuslinger, efterladt hele

Knip knust rød peber

Salt

1 stor moden tomat, udsået og skåret i tern

2 kopper friske basilikumblade, revet i 2 eller 3 stykker

1 pund frisk fettuccine

1.I en stegepande, der er stor nok til at rumme al pastaen, koges
   hvidløget i olien ved middel varme, indtil hvidløget er let
   gyldent, cirka 2 minutter. Rør kammuslinger, peber og salt i efter
   smag. Kog lige indtil kammuslingerne er uigennemsigtige, cirka
   1 minut.

2.Rør tomat og basilikum i. Kog 1 minut, indtil basilikummet er
   lidt visnet. Fjern stegepanden fra varmen.

3.Bring mindst 4 liter vand i kog. Tilsæt 2 spsk salt, derefter
   pastaen. Rør grundigt. Kog ved høj varme under jævnlig
   omrøring, indtil pastaen er al dente, mør, men stadig fast til
   biddet. Dræn pastaen, gem lidt af kogevandet.

4.Tilsæt pastaen i gryden. Rør godt rundt, tilsæt eventuelt lidt af
   kogevandet. Server straks.

Tagliarini med rejer og kaviar

Tagliarini al Gamberi e Caviale

Gør 4 til 6 portioner

Koralfarvet laksekaviar er et lækkert modspil til sødmen af rejer og cremet sauce på denne pasta. Jeg fandt på denne opskrift for flere år siden til en italiensk nytårsfest for Washington Post.

12 ounce mellemstore rejer, pillede og deveirede, skåret i 1/2-tommers stykker

1 spsk usaltet smør

2 spsk vodka eller gin

1 kop tung fløde

Salt og friskkværnet hvid peber

2 spsk meget finthakket grønne løg

1/2 tsk frisk citronskal

1 pund frisk tagliarini

3 ounce laksekaviar

1. I en stegepande, der er stor nok til at rumme al pastaen, smelt smørret over medium varme. Tilsæt rejerne og kog under omrøring, indtil de er lyserøde og næsten gennemstegte, cirka 2 minutter. Fjern rejerne på en tallerken med en hulske.

2. Tilsæt vodkaen til gryden. Kog under omrøring, indtil væsken fordamper, cirka 1 minut. Tilsæt fløden og bring det i kog. Kog indtil cremen tykner lidt, cirka et minut mere. Rør rejerne og et nip salt og peber i. Tilsæt det grønne løg og citronskal. Fjern fra varmen.

3. Bring mindst 4 liter vand i kog. Tilsæt 2 spsk salt, derefter pastaen. Kog, under jævnlig omrøring, indtil pastaen er al dente, mør, men stadig fast til biddet. Dræn pastaen, gem lidt af kogevandet.

4. Hæld pastaen i gryden med saucen og vend godt over medium varme. Tilsæt lidt af kogevandet, hvis pastaen virker tør. Fordel pastaen mellem tallerkenerne. Top hver portion med en skefuld kaviar og server straks.

Sprød pasta med kikærter, Puglia-stil

Cecil e Tria

Giver 4 portioner

Korte strimler af frisk pasta kaldes undertiden tria i Puglia og andre steder i det sydlige Italien. I det tiende århundrede fik den normanniske hersker på Sicilien, Roger II, en arabisk geograf til at lave en undersøgelse af sit rige. Geografen, al-Idrisi, skrev, at han så folk lave mad af mel i form af tråde, som de kaldte med det arabiske ord for snor, itriyah. Den forkortede form, tria, bruges stadig.

Tria er omtrent lige så brede som fettuccine, men de skæres i 3-tommer længder. Pastaen i denne opskrift får en usædvanlig behandling: Halvdelen koges på normal vis, men den anden halvdel steges, indtil den bliver sprød, som nudlerne du finder på kinesiske restauranter. De to kombineres i en velsmagende kikærtesauce. Dette er en traditionel opskrift fra den sydlige del af Puglia, nær Lecce. Det er ulig nogen anden pastaopskrift, jeg har prøvet i Italien.

3 spsk plus 1/2 kop olivenolie

1 lille løg, hakket

1 selleri ribben, hakket

1 fed hvidløg, finthakket

1½ kop kogte eller dåse kikærter, drænet

1 kop skrællet, frøet og hakket tomat

2 spsk finthakket frisk fladbladet persille

2 kopper vand

Salt og friskkværnet sort peber

12 ounce frisk fettuccine, skåret i 3-tommer længder

1.Kombiner de 3 spsk olivenolie og løg, selleri og hvidløg i en stor gryde. Kog over medium varme, indtil det er blødt, cirka 5 minutter. Tilsæt kikærter, tomat, persille og vand. Smag til med salt og peber. Bring det i kog og kog i 30 minutter.

2.Udstil en bakke dækket med køkkenrulle. I en stor stegepande opvarmes den resterende 1/2 kop olie over medium varme. Tilsæt en fjerdedel af pastaen og kog under omrøring, indtil den blærer og begynder at brune let, cirka 4 minutter. Fjern pastaen med en hulske og afdryp den på bakken. Gentag med endnu en fjerdedel af pastaen.

3.Bring mindst 4 liter vand i kog. Tilsæt 2 spsk salt, derefter resten af pastaen. Rør grundigt. Kog ved høj varme under jævnlig omrøring, indtil pastaen er al dente, mør, men stadig fast til biddet. Dræn pastaen, gem lidt af kogevandet.

4.Rør den kogte pasta i den simrende sauce. Rør lidt af kogevandet i, hvis pastaen virker tør. Det skal ligne en tyk suppe.

5.Kom den stegte pasta i gryden og rør rundt. Server straks.

Tagliarini med Abruzzese Chokolade Ragù

Pasta Abruzzese al Cioccolato Amaro

Gør 4 til 6 portioner

Jeg tilpassede denne opskrift fra en, som min ven Al Bassano fortalte mig, at han havde fået fra en italiensksproget hjemmeside. Jeg var fascineret, fordi jeg aldrig havde set eller smagt noget lignende før. Jeg kunne ikke vente med at prøve det, og jeg blev ikke skuffet. En lille mængde chokolade og kanel tilføjer en subtil rigdom til saucen.

Den originale opskrift krævede servering af ragù med chitarrina, en typisk Abruzzesisk ægepasta lavet på en enhed kendt som en chitarra eller "guitar". Guitaren i dette tilfælde er en simpel træramme spændt med en række guitarstrenge. Et stykke frisk pastadej lægges hen over strengene og en kagerulle rulles over dejen. De stramme snore skærer dejen i firkantede spaghetti-lignende tråde. Tagliarini er en god erstatning for chitarrina.

1 mellemstor løg, finthakket

¼ kop olivenolie

8 ounce hakket svinekød

Salt og friskkværnet sort peber

½ kop tør rødvin

1 kop tomatpuré

¼ kop tomatpure

1 kop vand

1 spsk hakket bittersød chokolade

½ tsk sukker

Knip stødt kanel

1 pund frisk tagliarini

1. I en mellemstor gryde koges løget i olien ved middel varme, indtil løget er mørt og gyldent, cirka 10 minutter. Tilsæt svinekødet og steg, smuldr kødet med bagsiden af en ske, indtil det er let brunet. Smag til med salt og peber efter smag.

2. Tilsæt vinen og bring det i kog. Kog indtil det meste af vinen er fordampet.

3. Rør tomatpuré, tomatpuré og vand i. Skru ned for varmen og kog 1 time under omrøring af og til, indtil saucen er tyk.

4.Rør chokolade, sukker og kanel i, indtil chokoladen er smeltet. Smag til krydderier.

5.Bring mindst 4 liter vand i kog. Tilsæt 2 spsk salt, derefter pastaen. Rør grundigt. Kog ved høj varme under jævnlig omrøring, indtil pastaen er al dente, mør, men stadig fast til biddet. Dræn pastaen, gem lidt af kogevandet.

6.I en stor varm serveringsskål, smid pastaen med saucen. Tilsæt om nødvendigt lidt af det reserverede kogevand. Server straks.

Lasagne i Bologna-stil

Lasagne Bolognese

Gør 8 til 10 portioner

Denne lasagne fra Bologna i det nordlige Italien er helt anderledes end den syditalienske version, der følger denne opskrift, selvom begge er klassikere. Bolognese-verisonen er lavet med grøn-tonet spinat-lasagne i stedet for æg-lasagne, og den eneste ost, der bruges, er Parmigiano-Reggiano, mens den sydlige version har mozzarella, ricotta og Pecorino Romano. Cremet hvid béchamelsauce er en standardingrediens i den nordlige variant, mens den sydlige version indeholder meget mere kød. Prøv dem begge - de er lige lækre.

3 til 4 kopper<u>Ragù i Bologna-stil</u>

3 kopper<u>Béchamel sauce</u>

1 pund frisk spinat lasagne

Salt

11/2 kop friskrevet Parmigiano-Reggiano

2 spsk usaltet smør

1. Forbered de to saucer. Bring mindst 4 liter vand i kog. Hav en stor skål koldt vand klar. Tilsæt halvdelen af lasagnen og 2 spsk salt til det kogende vand. Kog indtil pastaen er mør, men lidt understegt. Fjern pastaen med en hulske og læg den i det kolde vand. Kog de resterende lasagnestrimler på samme måde. Læg de afkølede lasagneplader fladt på fnugfri håndklæder.

2. Smør en 13 × 10 × 2-tommer pande. Læg de 2 flotteste pastastrimler til side til det øverste lag. Sæt 1/2 kop af béchamel og 1/4 kop af osten til side. Lav et lag pasta, som overlapper stykkerne. Smør med tynde lag af béchamel, derefter ragu, så ost. Gentag lagdelingen, og afslut med pastaen. Smør det øverste lag med den reserverede 1/2 kop béchamel. Drys med den reserverede 1/4 kop ost. Prik med smørret. (Hvis du laver lasagnen i forvejen, skal du dække den tæt med plastfolie og stille den på køl natten over.)

3. Sæt en rist i midten af ovnen. Forvarm ovnen til 375°F. Bag lasagnen i 45 minutter. Hvis lasagnen bruner for meget, dækkes den løst med folie. Bages i 15 minutter mere, eller indtil saucen bobler, og en kniv, der stikkes i midten, kommer ud varm. Lad stå 15 minutter før servering.

Napolitansk Lasagne

Lasagne Napolitana

Gør 8 til 10 portioner

Når jeg laver lasagne, kan jeg ikke lade være med at tænke på min yndlings italienske børnefabel, Pentolin delle Lasagne, skrevet af A. Rubino og udgivet i avisen Corriere della Sera for børn i 1932. Det er historien om en mand. som altid bar en pentolino di terracotta på hovedet, en lergryde til madlavning af lasagne. Han følte, at det beskyttede ham mod vejr og vind, og han var altid klar til at lave lasagne med et øjebliks varsel. Ikke overraskende var han den bedste lasagnemager i sit land Pastacotta ("kogt pasta"), selvom folk lo ad ham på grund af hans fjollede hovedbeklædning. Takket være sin lasagnegryde og en smule magi reddede han borgerne i Pastacotta fra hungersnød, blev konge og levede lykkeligt til deres dages ende, idet han lavede lasagne hver søndag til alle i hans rige.

Det er lasagne, som min mor lavede den, og min bedstemor før hende. Den er utrolig rig, men helt uimodståelig.

Cirka 8 koppernapolitanske Ragù, lavet med små frikadeller

Salt

1 pund frisk lasagne

2 pund hel eller delvist skummet ricotta

11⁄4 kopper friskrevet Pecorino-Romano

1 pund frisk mozzarella, skåret i tynde skiver

1.Forbered ragù. Fjern kødstykker, frikadeller og pølser fra
saucen. Sæt svine- og kalvekødet til side til et andet måltid. Skær
pølserne i tynde skiver og stil dem til side med frikadellerne til
lasagnen.

2.Læg nogle fnugfrie viskestykker ud på en flad overflade. Hav en
stor skål koldt vand klar.

3.Bring omkring 4 liter vand i kog. Tilsæt 2 spsk salt. Tilsæt
lasagnen et par stykker ad gangen. Kog lasagnen til den er mør,
men lidt understegt. Tag pastaen op af vandet. Læg den kogte
pasta i det kolde vand. Når de er kølige nok til at kunne
håndteres, læg pastapladerne fladt på håndklæderne.
Håndklæderne kan stables oven på hinanden. Fortsæt med at
koge og afkøle den resterende lasagne på samme måde.

4.Spred et tyndt lag af saucen i en 13 × 9 × 2-tommer gryde. Lav et
lag pasta, som overlapper stykkerne lidt. Fordel med 2 kopper af
ricottaen, derefter de små frikadeller og skivede pølser, derefter

mozzarellaen. Hæld ca. 1 kop mere af saucen på og drys med 1/4 kop revet ost.

5.Gentag lagene, slut med pasta, sauce og revet ost. (Hvis du laver lasagnen i forvejen, skal du dække den tæt med plastfolie og stille den på køl natten over.)

6.Sæt en rist i midten af ovnen. Forvarm ovnen til 375°F. Bag lasagnen i 45 minutter. Hvis lasagnen bruner for meget, dækkes den løst med folie. Bag 15 minutter mere eller indtil toppen er brunet og saucen bobler rundt i kanterne.

7.Tag lasagnen ud af ovnen og lad den trække i 15 minutter. Skær lasagnen i firkanter og server.

Spinat- og champignonlasagne

Lasagne di Funghi e Spinaci

Gør 8 til 10 portioner

Parma er himlen for pastaelskere. Pastaen er pakket rundt om velsmagende fyld, slynget med saucer eller lagdelt med forskellige ingredienser, og pastaen virker let som luft og altid lækker. Denne ret er baseret på min erindring om en himmelsk cremet lasagne, jeg spiste i Parma for mange år siden.

3 kopperBéchamel sauce

1 pund frisk spinat, trimmet

Salt

5 spsk usaltet smør

1 lille løg, finthakket

11⁄2 pund knapsvampe, hakkede

1 pund frisk lasagne

11⁄2 kop friskrevet Parmigiano-Reggiano

1.Tilbered béchamelsaucen. Læg derefter spinaten i en stor gryde med 1/2 kop vand. Tilsæt en knivspids salt. Dæk til og kog over medium varme, indtil spinaten er mør, cirka 5 minutter. Dræn spinaten godt. Lad afkøle. Pak spinaten ind i et håndklæde og pres den for at trække så meget af saften ud som muligt. Hak spinaten og stil den til side.

2.I en stor stegepande smeltes fire spiseskefulde af smørret over medium varme. Tilsæt løget og steg under omrøring af og til, indtil det er blødt, cirka 5 minutter.

3.Rør svampene og salt og peber efter smag. Kog under jævnlig omrøring, indtil al væsken er fordampet, og svampene er møre. Rør den hakkede kogte spinat i.

4.Sæt 1/2 kop af béchamelsaucen til side. Rør resten i grøntsagsblandingen.

5.Hav en stor skål koldt vand klar. Læg nogle fnugfrie viskestykker ud på en arbejdsflade.

6.Bring en stor gryde vand i kog. Tilsæt 2 spsk salt. Tilsæt lasagnen et par stykker ad gangen. Kog lasagnen til den er mør, men lidt understegt. Tag pastaen op af vandet. Læg den kogte pasta i det kolde vand. Når de er kølige nok til at håndtere, læg pastapladerne fladt på håndklæderne, som kan stables oven på hinanden. Fortsæt med at koge og afkøle den resterende lasagne på samme måde.

7. Smør en 13 × 9 × 2-tommer pande. Læg de 2 flotteste pastastrimler til side til det øverste lag. Lav et lag pasta i den forberedte gryde, og overlapp stykkerne. Smør med et tyndt lag af grøntsagerne og et drys ost. Gentag lagdelingen, og afslut med pastaen. Smøres med reserveret béchamel. Drys med den resterende ost. Prik med det resterende smør.

8. Forvarm ovnen til 375°F. Bages 45 minutter. Hvis lasagnen bruner for meget, dækkes den løst med folie. Bag 15 minutter mere eller indtil toppen er brunet og saucen bobler rundt i kanten. Tag ud af ovnen og lad stå 15 minutter før servering. Skær i firkanter til servering.

Grøn Lasagne

Lasagne Verde

Gør 8 til 10 portioner

Grønne lasagnenudler er lagdelt med skinke, svampe, tomater og béchamelsauce. For at gøre denne kødfri skal du bare fjerne skinken.

3 kopperBéchamel sauce

1 ounce tørrede porcini-svampe

2 kopper varmt vand

4 spsk usaltet smør

1 spsk olivenolie

1 fed hvidløg, finthakket

12 ounce hvide svampe, hakket

1/2 tsk tørret merian eller timian

Salt og friskkværnet sort peber

1 kop skrællede, frøede og hakkede friske tomater eller importerede italienske tomater på dåse, drænet og hakket

8 ounces skåret kogt skinke, hakket

1⁄4 kop friskrevet Parmigiano-Reggiano

1⁄4 pund grøn lasagne

1.Tilbered béchamelsaucen. Kom de tørrede svampe i vandet og
lad dem trække i 30 minutter. Fjern svampene fra skålen og gem
væsken. Skyl svampene under koldt rindende vand for at fjerne
eventuelle grus, og vær særlig opmærksom på enderne af
stænglerne, hvor jorden samler sig. Hak svampene groft. Si
svampevæsken gennem et papirkaffefilter ned i en skål.

2.I en stor stegepande smeltes to spiseskefulde af smørret med
olien over medium varme. Tilsæt hvidløg og steg et minut. Tilsæt
de friske og tørrede svampe, merian og salt og peber efter smag.
Kog, under omrøring lejlighedsvis, i 5 minutter. Tilsæt
tomaterne og den reserverede svampevæske og kog indtil de er
tykne, cirka 10 minutter mere.

3.Hav en stor skål koldt vand klar. Læg nogle fnugfrie viskestykker
ud på en arbejdsflade.

4.Bring mindst 4 liter vand i kog. Tilsæt 2 spsk salt. Tilsæt
lasagnen et par stykker ad gangen. Kog lasagnen til den er mør,
men lidt understegt. Tag pastaen op af vandet. Læg den kogte

pasta i det kolde vand. Når de er kølige nok til at håndtere, læg pastapladerne fladt på håndklæderne, som kan stables oven på hinanden. Fortsæt med at koge og afkøle den resterende lasagne på samme måde.

5.Smør en 13 × 9 × 2-tommer pande. Læg de 2 flotteste pastastrimler til side til det øverste lag. Sæt 1/2 kop af béchamel og 1/4 kop af osten til side. Lav et lag pasta, som overlapper stykkerne. Smør med et tyndt lag af béchamel, champignonsauce, skinke og ost. Gentag lagdelingen, og afslut med pastaen. Smøres med reserveret béchamel. Drys med den resterende ost. Prik med det resterende smør.

6.Sæt en rist i midten af ovnen. Forvarm ovnen til 375°F. Bag lasagnen i 45 minutter. Hvis lasagnen bruner for meget, dækkes den løst med folie. Afdæk og bag 15 minutter mere, eller indtil toppen er brunet, og saucen bobler rundt i kanterne. Lad stå 15 minutter før servering. Skær i firkanter til servering.

Grøn Lasagne med Ricotta, Basilikum og Tomatsauce

Lasagne Verde med Ricotta, Basilico, og Marinara

Gør 8 til 10 portioner

Min bedstemor lavede altid lasagnen i napolitansk stil, men en gang imellem overraskede hun os med denne kødfrie version, især om sommeren, hvor en typisk kødragù virkede for tung.

Bare det at tænke på denne lasagne gør mig sulten. Duften af basilikum, rigdommen af osten og sødmen af tomatsaucen er en kombination, som jeg finder fristende. Det er også en smuk ret med sine lag af rødt, grønt og hvidt.

5 til 6 kopperMarinara sauceellerFrisk tomatsauce

Salt og friskkværnet sort peber

11/4 pund frisk grøn lasagne

2 pund frisk delvist skummet ricotta

1 æg, let pisket

1 kop friskrevet Parmigiano-Reggiano eller Pecorino Romano

8 ounce frisk mozzarellaost, i tynde skiver

1 stort bundt basilikum, stablet og skåret i smalle bånd

1.Tilbered saucen evt. Hav derefter en stor skål koldt vand klar. Læg nogle fnugfrie viskestykker ud på en arbejdsflade.

2.Bring mindst 4 liter vand i kog. Tilsæt 2 spsk salt. Tilsæt lasagnen et par stykker ad gangen. Kog lasagnen til den er mør, men lidt understegt. Tag pastaen op af vandet. Læg den kogte pasta i det kolde vand. Når de er kølige nok til at håndtere, læg pastapladerne fladt på håndklæderne, som kan stables oven på hinanden. Fortsæt med at koge og afkøle den resterende lasagne på samme måde.

3.I en skål piskes ricotta, æg og salt og peber efter smag.

4.Spred et tyndt lag af saucen i en 13 × 9 × 2-tommer gryde. Læg to af lasagnen i gryden i et enkelt lag, der overlapper lidt. Fordel jævnt med halvdelen af ricottablandingen, og drys med 2 spsk af den revne ost. Anret en tredjedel af mozzarellaskiverne ovenpå.

5.Lav et andet lag lasagne og fordel den med sauce. Drys basilikum på toppen. Læg lag med ostene som beskrevet ovenfor. Gentag for et tredje lag. Lav et sidste lag af lasagne, sauce, mozzarella og revet ost. (Kan laves frem til dette punkt. Dæk med plastfolie og stil på køl flere timer eller natten over.)

6. Sæt en rist i midten af ovnen. Forvarm ovnen til 375°F. Bag lasagnen i 45 minutter. Hvis lasagnen bruner for meget, dækkes den løst med folie. Bag 15 minutter mere eller indtil toppen er brunet og saucen bobler rundt i kanterne. Lad stå 15 minutter. Skær i firkanter og server.

Aubergine Lasagne

Lasagne con la Parmigiana

Gør 8 til 10 portioner

Min veninde Donatella Arpaia, som tilbragte barndommens somre med sin familie i Italien, husker en yndlingstante, der lavede lasagne med friske grøntsager tidligt om morgenen for at tage med til stranden til frokost senere på dagen. Panden var omhyggeligt pakket ind i håndklæder, og indholdet ville stadig være varmt, når de satte sig for at spise.

Denne version ligner auber gineparmesan med tilsætning af friske lasagnenudler. Den er perfekt til en sommerbuffet eller til at servere vegetarer.

2 mellemstore auberginer (ca. 1 pund hver)

Salt

Olivenolie

1 mellemstor løg, finthakket

5 pund friske blommetomater, skrællede, frøet og hakkede, eller 2 (28-ounce) dåser importerede italienske flåede tomater, drænet og hakket

Friskkværnet sort peber

2 spsk hakket frisk fladbladet persille

2 spsk hakket frisk basilikum

1 pund frisk lasagne

1 pund frisk mozzarella, delt i kvarte og skåret i tynde skiver

1 kop friskrevet Parmigiano-Reggiano

1.Skær auberginerne og skær dem i tynde skiver. Drys skiverne med salt og læg dem i et dørslag over en tallerken. Lad stå i mindst 30 minutter. Skyl auberginen i koldt vand og dup den tør.

2.Sæt en rist i midten af ovnen. Forvarm ovnen til 400°F. Pensl aubergineskiverne generøst på begge sider med olie. Arranger skiverne på store bageplader. Bag auberginerne i 30 minutter, eller indtil de er møre og let brunede.

3.I en stor gryde koges løget i 1/3 kop olivenolie ved middel varme under omrøring, indtil det er mørt, men ikke brunet, cirka 10 minutter. Tilsæt tomater og salt og peber efter smag. Bring det i kog og kog, indtil det er lidt tyknet, cirka 15 til 20 minutter. Rør basilikum og persille i.

4. Læg nogle fnugfrie viskestykker ud på en arbejdsflade. Hav en stor skål koldt vand klar. Bring mindst 4 liter vand i kog. Tilsæt 2 spsk salt. Kog lasagnestrimlerne et par stykker ad gangen. Fjern strimlerne efter et minut, eller når de stadig er faste. Læg dem i skålen med vand til afkøling. Læg dem derefter fladt på håndklæderne. Gentag, kog og afkøl den resterende pasta på samme måde; håndklæderne kan stables oven på hinanden.

5. Olie let en 13 × 9 × 2-tommers lasagnepande. Fordel et tyndt lag af saucen i gryden.

6. Lav et lag pasta, der overlapper stykkerne lidt. Smør med et tyndt lag sauce, derefter aubergineskiver, mozzarella og revet ost. Gentag lagdelingen, afslut med pasta, tomatsauce og revet ost. (Kan laves op til 24 timer i forvejen. Dæk med plastfolie og stil på køl. Tag ud af køleskabet ca. 1 time før bagning.)

7. Forvarm ovnen til 375°F. Bages 45 minutter. Hvis lasagnen bruner for meget, dækkes den løst med folie. Bag 15 minutter mere eller indtil toppen er brunet og saucen bobler rundt i kanterne. Tag ud af ovnen og lad stå 15 minutter før servering. Skær i firkanter til servering.

Ricotta og skinke Cannelloni

Cannelloni al Prosciutto

Giver 8 portioner

Ricotta betyder "genkogt". Denne friskost er lavet i Italien af enten ko- eller fåremælksvalle, den vandige væske, der er tilbage efter at have lavet en fast ost, såsom pecorino. Når vallen opvarmes, koagulerer de resterende faste stoffer. Efter afdrypning omdannes ostemassen til den bløde ost, vi kender som ricotta. Italienerne spiser den som morgenmads- eller dessertost og i mange pastaretter. Dette er en syditaliensk cannelloni fyldt med ricotta og skiver af prosciutto. Enhver af tomatsaucerne kan bruges med denne pasta, men hvis du foretrækker en rigere ret, kan du erstatte en kødragù.

1 opskriftFrisk æg pasta, skåret i 4-tommers firkanter til cannelloni

1 opskrift (ca. 3 kopper)Frisk tomatsauceellerToscansk tomatsauce

Salt

1 pund frisk mozzarella

1 (16 ounce) beholder hel eller delvist skummet ricotta

1/2 kop hakket importeret italiensk prosciutto (ca. 2 ounces)

1 stort æg, pisket

¾ kop friskrevet Parmigiano-Reggiano

Friskkværnet sort peber

1.Forbered pastaen og saucen. Læg nogle fnugfrie viskestykker ud på en flad overflade. Hav en stor skål koldt vand klar. Bring omkring 4 liter vand i kog. Tilsæt salt efter smag. Tilsæt pastafirkanterne et par stykker ad gangen. Kog pastaen, til den er mør, men lidt understegt. Tag pastaen op af vandet og læg den i det kolde vand. Når de er kølige nok til at håndtere, læg pastapladerne fladt på håndklæderne, som kan stables oven på hinanden. Fortsæt med at koge og afkøle den resterende pasta på samme måde.

2.Kombiner mozzarella, ricotta, prosciutto, æg og 1/2 kop Parmigiano i en stor skål. Bland godt og tilsæt salt og peber efter smag.

3.Kom et tyndt lag sauce i bunden af en stor ovnfast fad. Fordel cirka 2 spsk af fyldet på den ene ende af hver pastafirkant. Rul pastaen sammen, start med den fyldte ende, og læg rullerne med sømsiden nedad i den forberedte gryde.

4.Hæld et tyndt lag sauce over pastaen. Drys med den resterende
Parmigiano.

5.Sæt en rist i midten af ovnen. Forvarm ovnen til 375°F. Bag 30
minutter eller indtil saucen bobler og ostene er smeltet. Serveres
varm.

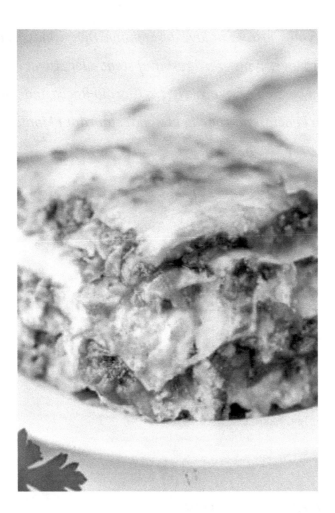

Kalvekød og spinat Cannelloni

Cannelloni di Vitello e Spinaci

Giver 8 portioner

Cannelloni virker altid så elegant, men alligevel er de en af de nemmeste fyldte pastaer at lave derhjemme. Denne klassiske version fra Piemonte laves typisk med rester af stegt eller stuvet kalvekød. Dette er min version af en opskrift fra Giorgio Rocca, indehaver af Il Giardino da Felicin, en hyggelig kro og restaurant i Monforte d'Alba.

3 til 4 kopperBéchamel sauce

1 pund frisk spinat

2 spsk usaltet smør

2 pund udbenet kalvekød, skåret i 2-tommers stykker

2 mellemstore gulerødder, hakket

1 mør selleri ribben, hakket

1 mellemstor løg, hakket

1 fed hvidløg, finthakket

Salt og friskkværnet sort peber

Knip friskkværnet muskatnød

11⁄2 kop friskrevet Parmigiano-Reggiano

11⁄2 pundFrisk æg pasta, skåret i 4-tommers firkanter til cannelloni

1.Tilbered béchamelsaucen.

2.Kom spinaten i en stor gryde ved middel varme med 1/4 kop
vand. Dæk til og kog 2 til 3 minutter eller indtil visnet og mørt.
Dræn og afkøl. Pak spinaten ind i et fnugfrit klæde og pres så
meget vand ud som muligt. Hak spinaten fint.

3.I en stor stegepande smeltes smørret over medium-lav varme.
Tilsæt kalvekød, gulerødder, selleri, løg og hvidløg. Smag til med
salt og peber og en knivspids muskatnød. Dæk til og kog under
omrøring af og til, indtil kødet er meget mørt, cirka 1 time. Hvis
kødet bliver tørt, tilsæt lidt vand. Lad afkøle. På et skærebræt
med en stor kniv, eller i en foodprocessor, hakkes blandingen
meget fint. Skrab kødet og spinaten i en skål og tilsæt 1 kop
béchamel og 1 kop Parmigiano. Bland godt og smag til.

4.Forbered imens pastaen. Læg nogle fnugfrie viskestykker ud på
en flad overflade. Hav en stor skål koldt vand klar. Bring
omkring 4 liter vand i kog. Tilsæt 2 spsk salt. Tilsæt
pastafirkanterne et par stykker ad gangen. Kog pastaen, til den

er mør, men lidt understegt. Tag pastaen op af vandet og læg den i det kolde vand. Når de er kølige nok til at håndtere, læg pastapladerne fladt på håndklæderne, som kan stables oven på hinanden. Fortsæt med at koge og afkøle den resterende pasta på samme måde.

5.Hæld halvdelen af den resterende béchamel i et tyndt lag i en stor bradepande. Fordel cirka to spiseskefulde af fyldet på den ene ende af hver pastafirkant og rul sammen, startende fra den fyldte ende. Læg pastarullen med sømsiden nedad i den forberedte gryde. Gentag med den resterende pasta og fyld, og anbring rullerne tæt sammen i gryden. Hæld den resterende sauce på og drys med den resterende 1/2 kop Parmigiano. (Kan laves op til 24 timer i forvejen. Dæk med plastfolie og stil på køl. Tag ud af køleskabet ca. 1 time før bagning.)

6.Sæt en rist i midten af ovnen. Forvarm ovnen til 375°F. Bag 30 minutter eller indtil cannellonien er gennemvarmet og let gylden. Serveres varm.

Grøn og hvid Cannelloni

Cannelloni alla Parmigiana

Giver 8 portioner

Hvis du besøger Emilia-Romagna-regionen, skal du sørge for at stoppe i Parma. Denne elegante lille by, fødestedet for den store dirigent Arturo Toscanini, er kendt for sin fine madlavning. Mange af byens bygninger er malet i en solrig gul farve, kendt som Parma-guld. Parma har mange fine restauranter, hvor du kan smage fremragende håndrullet pasta, lagret Parmigiano-Reggiano og den fineste balsamicoeddike. Jeg spiste disse cannelloni på Angiol d'Or, en klassisk Parma-restaurant.

1 pundFrisk spinatpasta, skåret i 4-tommers firkanter til cannelloni

2 kopperBéchamel sauce

8 ounce frisk spinat, trimmet

Salt

1 pund hel eller delvist skummet ricotta

2 store æg, let pisket

11/2 kop friskrevet Parmigiano-Reggiano

¼ tsk frisk revet muskatnød

Friskkværnet sort peber

4 ounce Fontina Valle d'Aosta, groft revet

1. Tilbered pasta og béchamelsauce. Kom spinaten i en stor gryde ved middel varme med 1/4 kop vand. Dæk til og kog 2 til 3 minutter eller indtil visnet og mørt. Dræn og afkøl. Pak spinaten ind i et fnugfrit klæde og pres så meget vand ud som muligt. Hak spinaten fint.

2. Læg nogle fnugfrie viskestykker ud på en flad overflade. Hav en stor skål koldt vand klar. Bring omkring 4 liter vand i kog. Tilsæt 2 spsk salt. Tilsæt pastafirkanterne et par stykker ad gangen. Kog pastaen, til den er mør, men lidt understegt. Tag pastaen op af vandet og læg den i det kolde vand. Når de er kølige nok til at håndtere, læg pastapladerne fladt på håndklæderne, som kan stables oven på hinanden. Fortsæt med at koge og afkøle den resterende pasta på samme måde.

3. Rør spinat, ricotta, æg, 1/2 kop parmigiano, muskatnød og salt og peber sammen. Rør fontinaen i.

4. Sæt en rist i midten af ovnen. Forvarm ovnen til 375°F. Smør en 13 × 9 × 2-tommers bageform.

5.Fordel cirka 1/4 kop af fyldet i den ene ende af hver pastafirkant. Rul pastaen sammen, start med den fyldte ende. Læg cannellonien med sømsiden nedad i gryden.

6.Fordel saucen over pastaen. Drys med den resterende 1 kop Parmigiano. Bages 20 minutter eller indtil let brunet.

Cannelloni med estragon og pecorino

Cannelloni di Ricotta al Dragoncello

Giver 6 portioner

Estragon, med sin milde lakridssmag, bruges ikke meget i Italien, undtagen lejlighedsvis i Umbrien og Toscana. Frisk estragon er afgørende for denne opskrift, da tørret estragon ville være for selvsikker. Hvis du ikke kan finde den friske estragon, skal du erstatte frisk basilikum eller persille.

Disse umbriske cannelloni er lavet med en fåremælksost, såsom Pecorino Romano, men Parmigiano-Reggiano kan erstattes. På trods af ost, nødder og pasta virker disse cannelloni lette som luft.

½ opskrift (ca. 8 ounce)Frisk æg pasta, skåret i 4-tommers firkanter til cannelloni

Salt

1 pund hel eller delvist skummet ricotta

½ kop friskkværnet Pecorino Romano, eller erstat Parmigiano-Reggiano

1 æg, pisket

1 spsk hakket frisk estragon eller basilikum

¼ tsk stødt muskatnød

2 spsk usaltet smør

¼ kop ekstra jomfru olivenolie

¼ kop pinjekerner

1 spsk estragon eller basilikum

Friskkværnet sort peber

2 spsk friskrevet Pecorino Romano

1. Forbered pastaen. Bring mindst 4 liter vand i kog. Tilsæt halvdelen af pastaen og salt efter smag. Rør forsigtigt. Kog ved høj varme under jævnlig omrøring, indtil pastaen er mør, men lidt understegt. Brug en hulske til at fjerne pastaen. Overfør pastaen til en skål med koldt vand. Kog den resterende pasta på samme måde.

2. I en stor skål røres oste, æg, estragon og muskatnød sammen.

3. Sæt en rist i midten af ovnen. Forvarm ovnen til 350° F. Smør en stor ovnfast fad.

4. Dræn et par af pastafirkanterne på fnugfrie håndklæder. Fordel cirka 2 spsk af fyldet på en linje i den ene ende af hver pastafirkant. Rul pastaen sammen, start med den fyldte ende, og læg den med sømsiden nedad i gryden. Gentag med den resterende pasta og fyld.

5. I en lille gryde ved middel varme smeltes smørret med olivenolien. Rør pinjekerner, estragon og peber i. Hæld saucen over cannellonien. Drys med osten.

6. Bag cannellonierne i 20 til 25 minutter, eller indtil saucen bobler. Lad hvile 5 minutter før servering.

Ost Ravioli med frisk tomatsauce

Ravioli alla Ricotta

Giver 8 portioner

Køkkengrejsbutikker sælger alle former for ravioli-fremstillingsudstyr. Jeg har en metalbakkelignende indretning, der imponerer pastaplader med en række maver til at holde fyldet, og derefter vendes for at forsegle og skære den perfekte ravioli ud i to størrelser. Jeg har flotte messing- og træstempler, som jeg købte i Parma til at skære firkanter og cirkler ud. Så er der den smarte trækagerulle, der skærer ravioli ud, hvis du trykker ned på den med Hercules styrke, og ravioli-skæreren, der fulgte med min håndsvingede pastamaskine. Selvom jeg har prøvet dem alle, bruger jeg aldrig nogen af dem. Den enkleste måde at lave ravioli på er i hånden med minimalt udstyr. Et kagehjul med bølget kant giver dem en smuk kant, selvom du også kan skære dem med en skarp kniv eller pizzahjul. De er måske ikke perfekte i udseende, men det er en del af deres hjemmelavede charme,

Dette er en grundlæggende opskrift på ostefyldte ravioli, som den laves i mange regioner i Italien.

1 pund hel eller delvist skummet ricotta

4 ounces frisk mozzarella, groft revet eller meget fint hakket

1 stort æg, pisket

1 kop friskrevet Parmigiano-Reggiano eller Pecorino Romano

2 spsk hakket frisk persille

Salt og friskkværnet sort peber efter smag

4 kopperFrisk tomatsauce

1 pundFrisk æg pasta, rullet ud og skåret i 4-tommer strimler

1.Bland ricotta, mozzarella, æg, 1/2 kop parmigiano, persillen og salt og peber sammen efter smag. Dæk til og stil på køl.

2.Forbered saucen og pastaen. Drys 2 eller 3 store bageplader med mel. Stil en lille skål fyldt med koldt vand frem.

3.Læg en stribe af dejen på en let meldrysset overflade. Fold det på langs på midten for at markere midten, og fold det derefter ud. Begyndende omkring 1 tomme fra en af de korte ender, placer teskefulde af fyldet omkring 1 tomme fra hinanden i en lige række ned ad den ene side af folden. Pensl let rundt om fyldet med det kølige vand. Fold dejen over siden med fyld. Tryk eventuelle luftbobler ud og forsegl kanterne. Brug et riflet kagehjul eller en skarp kniv til at skære mellem de dejdækkede fylddynger. Adskil ravioli og tryk kanterne godt med bagsiden af en gaffel for at forsegle. Læg ravioli i et enkelt lag på en bageplade.

4.Gentag med den resterende dej og fyld. Dæk med et håndklæde og stil på køl, indtil de er klar til at lave mad, eller op til 3 timer, vend stykkerne flere gange, så de ikke klæber til gryden. (For at opbevare dem længere, frys ravioli på bagepladerne, indtil de er faste. Læg dem i en kraftig plastikpose og luk tæt. Opbevar i fryseren i op til en måned. Må ikke tø op før tilberedning.)

5.Lige før servering bringes ca. 4 liter vand i kog i en stor gryde. I mellemtiden opvarmes saucen ved lav varme i en mellemstor gryde. Hæld noget af saucen i en opvarmet serveringsskål.

6.Sænk varmen under pastagryden, så vandet koger blidt. Tilsæt ravioli og kog indtil de er møre, 2 til 5 minutter afhængigt af ravioliens tykkelse og om de er frosne eller ej. Tag raviolien ud af gryden med en hulske. Dræn godt af.

7.Læg ravioli i serveringsskålen. Hæld den resterende sauce på. Drys med den resterende 1/2 dl ost og server med det samme.

Parma-stil spinat og ost ravioli

Tortelli alla Parmigiana

Giver 8 portioner

Mens ricottafyldte ravioli nok er de mest populære i Italien, er en lignende version med kogte grøntsager også en favorit. Spinat eller mangold er de mest almindeligt anvendte grøntsager, men escarole, mælkebøtte, roegrønt og borage bruges også, afhængigt af regionen.

I denne opskrift fra Parma er mascarpone erstattet med noget af ricottaen, og mangold er den typiske grønne. På et tidspunkt var det traditionelt at servere disse til Johannesdagen den 21. juni. Bemærk, at Parmigiani kalder disse tortelli.

1 pund frisk spinat eller mangold, stilke fjernet

Salt

1 kop hel eller delvist skummet ricotta

1 kop mascarpone (eller en ekstra kop ricotta)

1 stort æg, pisket

1 kop friskrevet Parmigiano-Reggiano

Knip friskkværnet muskatnød

Friskkværnet sort peber

1 opskriftFrisk æg pasta, rullet ud og skåret i 4-tommer strimler

8 spsk (1 pind) usaltet smør

1.Læg det grønne i en stor gryde med 1/2 kop vand og salt efter
   smag. Dæk til og kog over medium-lav varme, indtil
   grøntsagerne er visnet og mør, cirka 5 minutter. Dræn og lad
   afkøle. Pak grøntsagerne ind i et fnugfrit køkkenhåndklæde eller
   et stykke osteklæde, og pres det med hænderne for at trække al
   saften ud. Hak det grønne fint.

2.I en stor skål røres det hakkede grønt, ricotta, mascarpone, hvis
   man bruger det, ægget, 1/2 kop revet ost, muskatnød og salt og
   peber efter smag.

3.Forbered pastaen. Lav og kog raviolien som beskrevet i
   opskriften påOst Ravioli, trin 2 til 6.

4.Mens raviolien koger, smeltes smørret over medium varme.
   Hæld halvdelen af smørret i en serveringsskål. Tilsæt ravioli og
   det resterende smeltede smør.

5.Drys med den resterende 1/2 kop Parmigiano og server straks.

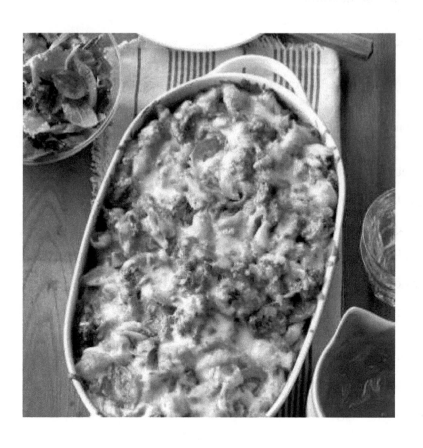

Vinter Squash Ravioli med smør og mandler

Tortelli di Zucca al Burro e Mandorle

Giver 8 portioner

Om efteråret og vinteren, når der er masser af vintersquash på markedet, laver kokke i Lombardiet og Emilia-Romagna disse let søde ravioli med accent af mandelsmag fra amaretti-kager. Opskriften er meget gammel, sandsynligvis dateret tilbage til renæssancen, hvor søde fødevarer ofte dukkede op under et måltid på aristokratiske borde som et tegn på rigdom.

Nogle opskrifter kræver tilsætning af en skefuld drænet, finthakket mostarda - frugter konserveret i en syrlig sennepssirup - til squashblandingen. Ristede mandler tilføjer en dejlig crunch til toppingen.

Omkring 2 pund butternut eller Hubbard squash

11/4 kop friskrevet Parmigiano-Reggiano

1/4 kop fint knuste amaretti cookies

1 stort æg

1/4 tsk stødt muskatnød

Salt efter smag

1 pund<u>Frisk æg pasta</u>, rullet ud og skåret i 4-tommer strimler

1 pind (4 ounce) usaltet smør

2 spsk hakkede ristede mandler

1.Sæt en rist i midten af ovnen. Forvarm ovnen til 400°F. Olie en lille bradepande. Skær squashen i halve og skrab frø og fibre ud. Læg halvdelene med snitsiden nedad i gryden. Bages 1 time eller indtil de er møre, når de er gennemboret med en kniv. Lad afkøle.

2.Skrab kødet væk fra skindet. Før kødet gennem en madmølle udstyret med det fine blad, eller purér det i en foodprocessor eller blender. Rør 3/4 kop af osten, amaretti, æg, muskatnød og salt i. Smag til krydderier.

3.Forbered pastaen. Lav og kog raviolien som beskrevet i opskriften på<u>Ost Ravioli</u>, trin 2 til 6.

4.Mens raviolien koger, smeltes smørret over medium varme. Hæld halvdelen af smørret i en varm serveringsskål. Tilsæt ravioli og det resterende smeltede smør. Vend dem med mandler. Drys med den resterende 1/2 kop ost. Server straks.

Kød Ravioli med tomatsauce

Agnolotti i Salsa di Pomodoro

Gør 8 til 10 portioner

Italienske kokke starter sjældent fra bunden, når de laver et kødfyld til frisk pasta. Typisk bliver rester fra en gryderet eller stege hakket op og fugtet med kødsaften. Ost, kogte grøntsager eller brødkrummer kan tilsættes for at forlænge fyldet, og blandingen bindes sammen med sammenpisket æg. Fordi jeg ikke altid har rester til rådighed til raviolifyld, laver jeg denne nemme gryderet som fyld til ravioli.

3 kopper<u>Toscansk tomatsauce</u>

2 spsk usaltet smør

1 pund hakket kalve- eller oksekød

1 udbenet kyllingebryst uden skind, skåret i 1-tommers stykker

1 mellemstor løg, hakket

1 mellemstor gulerod, hakket

1 lille selleri ribben, hakket

1 fed hvidløg, finthakket

Salt og friskkværnet sort peber

1/2 kop tør hvidvin

1 kop Parmigiano-Reggiano eller Pecorino Romano

2 store æggeblommer

1 pund<u>Frisk æg pasta</u>, rullet ud og skåret i 4-tommer strimler

1.Forbered saucen. Smelt derefter smørret i en stor stegepande over medium varme. Tilsæt kødet og kyllingen og steg, indtil kødet mister sin lyserøde farve, og bryder klumperne af hakket kød op med en ske.

2.Tilsæt løg, gulerod, selleri og hvidløg. Kog 10 minutter under omrøring ofte, eller indtil grøntsagerne er bløde. Smag til med salt og peber.

3.Tilsæt vinen og lad det simre i 1 minut. Dæk gryden til og reducer varmen til lav. Kog 11/2 time eller til kødet er meget mørt. Tilsæt lidt vand til gryden, hvis blandingen bliver for tør. Fjern fra varmen og lad afkøle.

4.Skrab kødblandingen i en foodprocessor eller en fødevarekværn. Hak eller kværn kødet til det er fintmalet, men ikke dejagtigt. Overfør kødblandingen til en skål.

5.Tilsæt 1/2 kop af den revne ost til kødblandingen og bland godt. Smag til krydderier. Rør æggeblommerne i.

6.Forbered pastaen. Lav og kog raviolien som beskrevet i opskriften på<u>Ost Ravioli</u>, trin 2 til 6. Serveres varm med saucen og drys med den resterende 1/2 kop af osten.

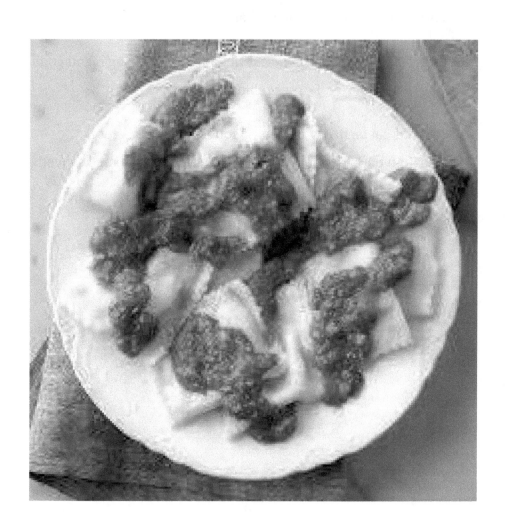

Toscansk pølse ravioli

Tortelli Casentines

Giver 8 portioner

Tortellier et andet navn for ravioli, der ofte bruges i Toscana og Emilia-Romagna. Disse tortelli, fyldt med svinepølse, er lavet i stil med Casentino-delen af Toscana, en region, der også er kendt for sine smukke uldprodukter.

3 kopperToscansk tomatsauce

1 fed hvidløg, meget fint hakket

2 spsk olivenolie

1 pund almindelig italiensk svinepølse, flået

2 store æg

2 spsk tomatpure

1 kop friskrevet Pecorino Romano

1/4 kop almindeligt tørt brødkrummer

2 spsk hakket frisk fladbladet persille

Knip friskrevet muskatnød

Salt og friskkværnet sort peber

1 pundFrisk æg pasta, rullet ud og skåret i 4-tommer strimler

1.Forbered saucen. Kog derefter hvidløget i olien ved middel
varme i 1 minut i en stor stegepande. Tilsæt pølsekødet og kog
under jævnlig omrøring, indtil kødet netop er gennemstegt. Læg
pølsekødet over på et skærebræt og hak det fint.

2.Pisk æggene i en stor skål, indtil de er blandet. Pisk tomatpuréen
i. Rør pølsekødet, 1/2 kop af osten, brødkrummer, muskatnød
og salt og peber i efter smag.

3.Forbered pastaen. Lav og kog raviolien som beskrevet i
opskriften påOst Ravioli, trin 2 til 6. Hæld saucen på og server
straks med den resterende 1/2 kop revet ost.

Krydret ravioli, Marches Style

Ravioli Marchegiana

Giver 8 portioner

Kokke i Marches-regionen ved Adriaterhavskysten er kendt for deres behændige brug af krydderier i salte retter. Disse ravioli, for eksempel, lavet med en række forskellige grøntsager og ost, er smagt til med citronskal, kanel og muskatnød. Server dem med Ragù i Marches-stil eller en simpel Smør og salviesauce.

Cirka 4 kopper Ragù i Marches-stil

12 ounces assorterede grøntsager såsom spinat, Chard, cikorie eller mælkebøtte

1 kop hel eller delvist skummet ricotta

1 stort æg, pisket

1 kop revet Parmigiano-Reggiano

1 tsk revet citronskal

Knip revet muskatnød

Knip stødt kanel

Salt og friskkværnet sort peber

1 pund<u>Frisk æg pasta</u>, rullet ud og skåret i 4-tommer strimler

1.Forbered ragù. Kom derefter spinaten i en stor gryde over medium varme med 1/4 kop vand. Dæk til og kog i 2 til 3 minutter eller indtil visnet og mørt. Dræn og afkøl. Pak spinaten ind i et fnugfrit klæde og pres så meget vand ud som muligt. Hak spinaten fint.

2.I en stor skål blandes ricotta, æg, 1/2 kop ost, citronskal, muskatnød, kanel og salt og peber sammen.

3.Forbered pastaen. Lav og kog raviolien som beskrevet i opskriften på<u>Ost Ravioli</u>, trin 2 til 6. Overfør ravioli til en serveringsskål. Hæld saucen på og server straks med den resterende 1/2 kop ost.

Svampe-ravioli i smør og salviesauce

Agnolotti ai Funghi

Giver 8 portioner

Kombinationen af svampe og merian er typisk for Ligurien, hvor denne opskrift stammer fra. Hvide knapsvampe er fine som fyld til disse ravioli, men for ekstra speciel smag tilføj nogle vilde svampe til fyldet.

3 spsk usaltet smør

1 spsk olivenolie

1 pund friske svampe, skåret i tynde skiver

1 tsk frisk merian eller timian eller en knivspids tørret

Salt og friskkværnet sort peber

1/2 kop hel eller delvist skummet ricotta

1 kop friskrevet Parmigiano-Reggiano

1 æggeblomme

1 pund_Frisk æg pasta_, rullet ud og skåret i 4-tommer strimler

1.I en stor stegepande smeltes smørret med olien over medium varme. Tilsæt svampe, merian og salt og peber efter smag. Kog, under omrøring af og til, indtil svampene er møre og saften er fordampet. Lad afkøle.

2.Skrab svampene i en foodprocessor og hak dem fint. Tilsæt ricotta og 1/2 kop Parmigiano og smag til. Rør æggeblommen i.

3.Forbered pastaen. Lav og kog raviolien som beskrevet i opskriften påOst Ravioli, trin 2 til 6.

4.Imens laver du saucen. Hæld halvdelen af saucen i en varm serveringsskål. Tilsæt den kogte ravioli. Hæld den resterende sauce på, og drys med den resterende 1/2 kop Parmigiano-Reggiano. Server straks.

Kæmpe ravioli med trøffelsmør

Ravioloni al Tuorlo d'Uovo

Giver 4 portioner

En af disse ekstra store og ekstra rige ravioli er tilstrækkelig til en førsteretsservering. Jeg havde første gang disse år siden på San Domenico Restaurant i Imola, grundlagt af den store kok Nino Bergese, kendt for sin kreative tilgang til klassisk italiensk madlavning.

Dette er en højst usædvanlig opskrift. Den friske æggepasta er fyldt med en ring af ricotta, der er ført rundt om en æggeblomme. Når ravioloen er skåret ud, siver den letkogte blomme ud og blandes med smørsaucen. På San Domenico blev raviolonien toppet med tyndt barberet friske hvide trøfler. Pastaens og saucens varme bragte deres smag og aroma frem. Effekten var ekstraordinær, og jeg vil altid huske det som noget af det lækreste, jeg nogensinde har spist.

Selvom de kan virke lidt vanskelige, er disse ravioli virkelig ret enkle at lave og meget imponerende at servere. For det bedste resultat skal du samle raviolien lige før tilberedning. Du kan erstatte friskbarberede flager af Parmigiano-Reggiano med trøflen. De fleste trøffelolier har en kunstig smag, så dem undgår jeg.

1 pund<u>Frisk æg pasta</u>, rullet ud og skåret i fire 8 × 4-tommer strimler

1 kop hel eller delvist skummet ricotta

2 spsk friskrevet Parmigiano-Reggiano

Knip stødt muskatnød

Salt og friskkværnet sort peber

4 store æg

1/2 kop usaltet smør, smeltet

Frisk hvid eller sort trøffel eller et stort stykke Parmigiano-Reggiano

1.Forbered pastaen. Bland derefter ricotta og revet ost, muskatnød og salt og peber sammen efter smag. Skrab fyldet i en wienerbrødspose udstyret med en 1/2-tommers spids eller en kraftig plastikpose, og skær det ene hjørne af for at skabe en 1/2-tommers åbning.

2.Hold den resterende pasta dækket og læg en strimmel ud på en bordplade. Fold strimlen på midten på kryds og tværs, og fold derefter ud for at folde midten. Efterlad en 1/2-tommers kant rundt om, rør en cirkel af osteblandingen på pastaen til den ene side af folder. Adskil det ene æg, og sæt hviden til side til anden brug. Slip forsigtigt blommen ind i midten af cirklen. Pensl let rundt om osten med koldt vand. Fold den anden halvdel af pastaen over fyldet. Tryk kanterne af pastaen sammen med en gaffel for at forsegle. Gentag med den resterende pasta og fyld.

3.Bring mindst 2 liter vand i kog. Sænk varmen, indtil vandet koger. Tilsæt salt efter smag. Læg forsigtigt raviolien i vandet og kog lige indtil pastaen er mør, cirka 3 minutter.

4.Hæld lidt af smørret i hver af de 4 varme serveringsfade. Fjern raviolierne en ad gangen med en hulske. Læg en raviolo i hvert fad og hæld det resterende smør på. Barber tynde skiver af trøffelen, hvis du bruger, eller flager af Parmigiano med en grøntsagsskræller med drejeblade over toppen. Server straks.

Roeravioli med valmuefrø

Casunziei di Barbabietole Rosse

Giver 8 portioner

I Veneto er det traditionelt at servere disse smukke ravioli til jul. Jeg elsker den måde, rødbedefyldet viser sig gennem pastaen som en delikat rødme. Disse ravioli er typiske for Cortina d'Ampezzo, et verdensberømt skisportssted i den alpine nordlige del af regionen. Valmuefrøene i saucen afspejler indflydelsen fra det nærliggende Østrig. Valmuefrø mister deres friskhed hurtigt ved varme stuetemperaturer, så lugt til dem for at være sikker på, at de ikke er blevet harske. Opbevar valmuefrø i en tæt lukket beholder i køleskabet eller fryseren.

4 mellemstore rødbeder, trimmet og skrubbet

1/2 kop hel eller delvist skummet ricotta

1 kop friskrevet Parmigiano-Reggiano

2 spsk almindelige tørre brødkrummer

Salt og friskkværnet sort peber

1 pund Frisk æg pasta, rullet ud og skåret i 4-tommer strimler

8 spsk (1 pind) usaltet smør

1 spsk valmuefrø

1.Læg rødbederne i en mellemstor gryde med koldt vand til at dække. Bring det i kog og kog indtil de er møre, når de er gennemboret med en kniv, cirka 30 minutter. Dræn og lad afkøle.

2.Skræl rødbederne og skær dem i stykker. Kom dem i en foodprocessor og hak dem fint. Tilsæt ricotta, 1/2 kop Parmigiano-Reggiano, brødkrummer og salt og peber efter smag. Behandl lige indtil det er blandet, men stadig lidt groft.

3.Forbered pastaen. Lav og kog raviolien som beskrevet i opskriften påOst Ravioli, trin 2 til 6.

4.Smelt imens smørret med valmuefrø og en knivspids salt. Hæld halvdelen af smørret i en varm serveringsskål. Overfør ravioli til skålen. Hæld den resterende sauce over raviolien og drys med den resterende 1/2 kop Parmigiano-Reggiano. Server straks.

Kødfyldte pastaringe i flødesauce

Tortellini alla Panna

Giver 8 portioner

Ifølge en romantisk legende blev disse ringformede pastalommer
opfundet af en kok, der spionerede på gudinden Venus i sit bad.
Inspireret af hendes skønhed skabte han en pasta i form af hendes
navle. Andre versioner af historien siger, at skønheden var Caterina
di Medici. Uanset inspirationen bag dem, er disse vidunderlige
serveret svømmende i en rig kød- eller kyllingebouillon eller en
simpel fløde- eller smørsauce. Alt mere end det ville være overkill.

4 spsk usaltet smør

4 ounce udbenet svinekam, skåret i 1-tommers terninger

4 ounce importeret italiensk prosciutto

4 ounce mortadella

11/2 kop friskrevet Parmigiano-Reggiano

1 stort æg

1/4 tsk friskkværnet muskatnød

1 pund<u>Frisk æg pasta</u>, rullet ud og skåret i 4-tommer strimler

1½ dl tung eller piskefløde

Salt

1.Smelt 2 spsk af smørret i en lille stegepande ved middel varme. Tilsæt svinekødet og kog under omrøring af og til, indtil det er gennemstegt, cirka 20 minutter. Lad afkøle.

2.Kværn svinekød, prosciutto og mortadella i en foodprocessor eller kødhakker, indtil det er meget fint. Overfør kødet til en skål. Rør 1 kop Parmigiano-Reggiano, æg og muskatnød i.

3.Beklæd 2 eller 3 store bageplader med fnugfrie håndklæder. Støv håndklæderne med mel.

4.Forbered pastaen. Arbejd med et stykke ad gangen, hold resten tildækket.

5.Skær pastaen i 2-tommers firkanter. Læg cirka 1/2 tsk af fyldet på hver firkant. Fold dejen over fyldet til en trekant. Tryk kanterne godt sammen for at forsegle. Arbejd hurtigt, så dejen ikke tørrer ud.

6.Bring de to modstående punkter i trekanten sammen for at danne en cirkel. Klem enderne for at forsegle. Læg den formede tortellino på en bageplade, mens du forbereder den resterende dej og fyld på samme måde.

7. Stil tortellinien på køl i op til flere timer eller natten over, vend stykkerne af og til. (For længere opbevaring, frys dem på bagepladen 1 time eller indtil de er faste, og overfør dem derefter til kraftige plastikposer og opbevar dem i fryseren i op til en måned. Må ikke tø op før tilberedning.)

8. For at lave saucen skal du smelte de resterende 2 spsk smør med fløden og et nip salt i en stegepande, der er stor nok til at rumme al pastaen. Bring det i kog og kog i 1 minut eller indtil det er let tyknet.

9. Bring mindst 4 liter vand i kog i en stor gryde. Tilsæt tortellini og salt efter smag. Rør af og til, indtil vandet koger igen. Skru ned for varmen, så vandet koger let. Kog 3 minutter eller indtil lidt understegt. Dræn godt af.

10. Hæld tortellinien i gryden med cremen og rør forsigtigt. Tilsæt den resterende 1/2 kop Parmigiano-Reggiano og rør igen. Server straks.

Kartoffeltortelli med Ragù pølse

Tortelli di Patate al Ragù di Salsiccia

Gør 6 til 8 portioner

Kartoffelmos smagt til med Parmigiano-Reggiano fylder friske pastaringe i det sydlige Emilia-Romagna og det nordlige Toscana. I stedet for firkanter, som i<u>Kødfyldte pastaringe i flødesauce</u>opskrift, disse starter som cirkler af dej og formes derefter til ringe. Server dem med en rig<u>Pølse Ragù</u>, eller bare nyd dem med<u>Smør og salviesauce</u>.

41/2 kop<u>Pølse Ragù</u>

3 mellemkogende kartofler

2 spsk usaltet smør, ved stuetemperatur

1 kop friskrevet Parmigiano-Reggiano

⅛ tsk frisk revet muskatnød

Salt og friskkværnet sort peber

1 pund<u>Frisk æg pasta</u>, rullet ud og skåret i 4-tommer strimler

1.Forbered ragù. Læg derefter de hele kartofler i en gryde med koldt vand til at dække. Bring det i kog og kog indtil kartoflerne er møre, når de stikkes igennem med en kniv, cirka 20 minutter. Dræn og lad afkøle.

2.Skræl kartoflerne og mos dem med en riser eller madmølle, til de er glatte. Rør smørret, 1/2 kop af osten, muskatnød og salt og peber i efter smag.

3.Drys to bageplader med mel.

4.Forbered pastaen. Skær dejen i cirkler med en 2-tommers rund kage- eller kikskærer eller et lille glas. Læg en teskefuld af fyldet på den ene side af hver cirkel. Dyp en fingerspids i koldt vand og fugt dejcirklen halvvejs rundt. Fold dejen over fyldet til en halvcirkel. Tryk kanterne godt sammen for at forsegle. Saml de to hjørner af dejen og klem dem sammen. Læg tortellien på den forberedte bageplade. Gentag med den resterende dej og fyld.

5.Dæk og stil på køl, vend stykkerne af og til i op til 3 timer. (For længere opbevaring, frys pastaen på bagepladerne. Overfør til kraftige plastikposer. Luk tæt og frys op til en måned. Må ikke tø op før tilberedning.)

6.Når du er klar til at koge tortellien, skal du bringe mindst 4 liter vand i kog. Bring saucen i kog. Tilsæt pastaen til det kogende vand med salt efter smag. Rør grundigt. Kog over medium varme under jævnlig omrøring, indtil pastaen er mør, men stadig fast til biddet.

7. Hæld noget af saucen i en opvarmet serveringsskål. Dræn pastaen godt og kom den i skålen. Top med den resterende sauce og 1/2 kop ost. Server straks.

Kartoffel Gnocchi

Gnocchi di Patate con Ragù o al Sugo

Giver 6 portioner

Romerske trattoriaer har ofte daglige specialiteter. Torsdage er normalt deres dag til at servere kartoffelgnocchi, selvom gnocchi også laves til den store søndagsfrokost hjemme hos mor, når hele familien er samlet.

Det vigtige at huske ved at lave kartoffelgnocchi er at håndtere dem forsigtigt og aldrig overanstrenge kartoflerne ved at komme dem i en foodprocessor eller røremaskine. Kartoflernes fugtindhold afgør, hvor meget mel du skal bruge.

Hvis du er i tvivl om, hvorvidt du har tilføjet nok mel til dejen, så prøv dette trick, som en dygtig kok har foreslået mig. Lav en test gnòcco. Knib et lille stykke dej af og kog det i en lille gryde med kogende vand, indtil det flyder op til overfladen, og kog det derefter i 30 sekunder mere. Tag det op af vandet og smag til. Dumplingen skal holde sin form uden at være grødet eller sej. Hvis den er for blød, så ælt mere mel i. Hvis den er sej, har den sandsynligvis for meget mel i forvejen. Begynd enten forfra eller prøv at koge gnocchierne lidt længere.

4 koppernapolitanske RagùellerFrisk tomatsauce

11/2 pund bagekartofler

Cirka 2 kopper universalmel

1 stor æggeblomme, pisket

Salt

1.Forbered ragù eller sauce. Læg derefter kartoflerne i en stor
 gryde med koldt vand til at dække. Dæk gryden til og bring det i
 kog. Kog til kartoflerne er møre, når de er gennemboret med en
 kniv, cirka 20 minutter. Drys to store bageplader med mel.

2.Mens kartoflerne stadig er lune, skrælles de og skæres i stykker.
 Mos kartoflerne ved at bruge de mindste huller i en riser eller
 madmølle, eller i hånden med en kartoffelmoser. Tilsæt
 æggeblommen og 2 tsk salt. Rør en kop mel lige indtil det er
 blandet. Dejen bliver stiv.

3.Skrab kartoflerne ud på en meldrysset overflade. Ælt kort, og
 tilsæt kun nok mel, så gnocchierne holder formen, når de koges,
 men ikke så meget, at de bliver tunge. Dejen skal være lidt
 klistret.

4.Stil dejen til side. Skrab brættet for at fjerne eventuelle dejrester. Vask og tør dine hænder, og drys dem derefter med mel. Stil en eller to store bradepander frem og drys dem med mel.

5.Skær dejen i 8 stykker. Hold den resterende dej dækket og rul et stykke til et langt reb, der er cirka 3/4 tomme tykt. Skær rebet i 1/2 tomme lange klumper.

6.For at forme dejen skal du holde en gaffel i den ene hånd med tænderne pegende nedad. Med den anden hånds tommelfinger ruller du hvert stykke dej over bagsiden af tænderne, og tryk let for at lave riller på den ene side og en fordybning fra din finger på den anden. Lad gnocchien falde ned på de forberedte pander. Stykkerne må ikke røre ved. Gentag med den resterende dej.

7.Stil gnocchierne på køl, indtil de skal tilberedes. (Gnocchi kan også fryses. Læg bagepladerne i fryseren i en time eller indtil de er faste. Kom gnocchierne i en stor kraftig plastikpose. Frys op til en måned. Må ikke tø op før tilberedning.)

8.Hav en opvarmet flad serveringsskål klar. Hæld et tyndt lag af den varme sauce i skålen.

9.For at tilberede gnocchi, bring en stor gryde vand i kog. Tilsæt 2 spsk salt. Sænk varmen, så vandet koger blidt. Drop gnocchierne i vandet et par stykker ad gangen. Kog i 30 sekunder, efter at gnocchierne er steget til overfladen. Skum gnocchierne fra gryden med en hulske, og dræn stykkerne godt af. Overfør til serveringsskålen. Gentag med de resterende gnocchi.

10. Vend gnocchien med saucen. Hæld den resterende sauce på; drys med ost. Serveres varm.

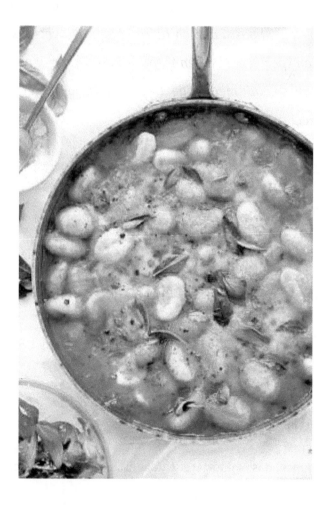

Kartoffel Gnocchi med Lamme Ragù

Gnocchi con Ragù di Agnello

Gør 6 til 8 portioner

Denne opskrift er fra Abruzzo-regionen i det centrale Italien. Saucen serveres typisk med pasta alla chitarra - hjemmelavet ægspasta skåret med en speciel enhed kendt som en guitar, fordi den er formet som en ramme spændt med tråde. Den fungerer også godt i en solid ret med gnocchi.

1 pund<u>Kartoffel Gnocchi</u>gennem trin 7

2 spsk olivenolie

1 mellemstor løg, finthakket

1 rød peberfrugt, kernet og hakket

Knip knust rød peber

2 fed hvidløg, finthakket

1 pund magert lam

1 (28- til 35-ounce) dåse importerede italienske tomater med deres juice, hakket

1 spsk tomatpure

1 laurbærblad

Salt efter smag

1/2 kop friskrevet Pecorino Romano eller Parmigiano-Reggiano

1. Forbered gnocchien. Kog derefter olivenolie, løg, peberfrugt og rød peber i en stor stegepande, indtil grøntsagerne er møre, cirka 10 minutter. Tilsæt hvidløg og steg 1 minut mere.

2. Rør lammet i og kog i 15 minutter, mens du rører jævnligt for at bryde eventuelle klumper, indtil det ikke længere er lyserødt. Rør tomaterne i. Tilsæt tomatpure, laurbærblad og salt.

3. Bring saucen i kog og reducer varmen til lav. Kog under omrøring af og til, indtil saucen er tyknet, cirka 11/2 time.

4. Bring mindst 4 liter vand i kog. Sænk varmen, så vandet koger blidt. Drop gnocchierne i vandet et par stykker ad gangen. Kog 30 sekunder efter, at gnocchierne er steget til overfladen.

5. Fjern imens laurbærbladet fra saucen. Kom et tyndt lag i en stor opvarmet serveringsskål. Skum gnocchierne fra gryden med en hulske, og dræn stykkerne godt af. Tilføj dem til skålen. Gentag

med de resterende gnocchi. Top med den resterende sauce og ost. Serveres varm.

Gratineret kartoffelgnocchi

Gnocchi Gratinati

Giver 6 portioner

I Piemonte toppes kartoffelgnocchi med ost og brødkrummer og bages i et varmefast ovalt fad kendt som en gratin. Når de er bagt, smelter ostene, og krummerne bliver sprøde. Retten kan samles i forvejen og bages lige før du skal servere den.

1 opskriftKartoffel Gnocchi

2 spsk brødkrummer

Salt

6 ounce Fontina Valle d'Aosta

4 spsk usaltet smør

Friskkværnet sort peber

¼ kop friskrevet Parmigiano-Reggiano

Knip kanel

1. Forbered gnocchien. Sæt derefter en rist i midten af ovnen. Forvarm ovnen til 350°F. Smør en 13 × 9 × 2-tommers bageform. Drys det med rasp.

2. Bring en stor gryde vand i kog. Tilsæt gnocchi og salt efter smag. Kog, under omrøring af og til, i 30 sekunder, efter at gnocchierne flyder op til overfladen. Skrab gnocchi ud med en hulske og lav et lag af dem i den tilberedte bageform. Læg halvdelen af Fontinaen ovenpå og dryp med halvdelen af smørret. Drys med peber. Lav et andet lag gnocchi, Fontina og smør. Drys med revet ost og kanel.

3. Bages 20 minutter eller indtil boblende og let gylden. Serveres varm.

Kartoffelgnocchi i Sorrento-stil

Gnocchi alla Sorrentina

Giver 8 portioner

I Napoli-området kaldes kartoffelgnocchi ofte for strangolopreti, hvilket betyder "præstkvælere", ideen er, at en grådig præst, der står over for så lækker hjemmelavet mad, kan spise for mange og blive kvalt. Denne bagte ret er en specialitet fra Sorrento.

Cirka 2 kopperMarinara sauce

1 opskriftKartoffel Gnocchi

Salt

8 ounce frisk mozzarella, skåret i tynde skiver

1/4 kop friskrevet Pecorino Romano

1.Forbered saucen og gnocchien. Sæt derefter en rist i midten af ovnen. Forvarm ovnen til 400°F. Fordel et tyndt lag af saucen i en 13 × 9 × 2-tommers bageform.

2.Bring en stor gryde vand i kog. Tilsæt salt efter smag. Sænk varmen, så vandet koger blidt. Drop gnocchierne i vandet et par stykker ad gangen. Kog i 30 sekunder, efter at gnocchierne er steget til overfladen. Skum gnocchierne fra gryden med en hulske, og dræn stykkerne godt af. Fordel gnocchierne i bageformen. Hæld noget af saucen på. Gentag med de resterende gnocchi og sauce. Fordel mozzarellaen over gnocchierne. Drys med revet ost.

3.Bag 30 minutter eller indtil saucen bobler. Serveres varm.

Linguine med hvidløg, olie og varm peber

Linguine Aglio, Olio, og Peperoncino

Gør 4 til 6 portioner

Hvidløg, frugtig ekstra jomfru olivenolie, persille og varm peber er de enkle krydderier til denne lækreste pasta. En olivenolie med fuld smag er essentiel, ligesom frisk hvidløg og persille. Kog hvidløget langsomt, så olien bliver mættet med sin kraftige smag. Lad ikke hvidløget blive mere end en gylden farve, ellers bliver det bitter og skarp smag. Nogle kokke udelader persillen, men jeg elsker den friske smag, den tilføjer.

1/2 kop ekstra jomfru olivenolie

4 til 6 store fed hvidløg, skåret i tynde skiver

1/2 tsk stødt rød peber

1/3 kop hakket frisk fladbladet persille

Salt

1 pund linguine eller spaghetti

1.Hæld olien i en stegepande, der er stor nok til at rumme den kogte pasta. Tilsæt hvidløg og knust rød peber. Kog over medium varme, omrør ofte, indtil hvidløget er et dybt guld, cirka 4 til 5 minutter. Rør persillen i og sluk for varmen.

2.Bring mindst 4 liter koldt vand i kog. Tilsæt 2 spsk salt, derefter pastaen, og tryk den ned, indtil pastaen er helt dækket af vand. Kog ved høj varme under jævnlig omrøring, indtil pastaen er al dente, mør, men stadig fast til biddet. Sæt lidt af kogevandet til side. Dræn pastaen og kom den i gryden med saucen.

3.Kog over medium varme, vend indtil pastaen er godt belagt med saucen. Tilsæt lidt af det reserverede kogevand, hvis pastaen virker tør. Server straks.

Variation: Tilsæt hakkede sorte eller grønne oliven, kapers eller ansjoser sammen med hvidløget. Server drysset med brødkrummer ristet i olivenolie eller revet ost.

Spaghetti med hvidløg og oliven

Spaghetti al Aglio og Oliven

Gør 4 til 6 portioner

Denne hurtige pastasauce kan laves med oliven, som du selv udhugger og hakker, men tilberedt olivenpasta er mere praktisk. Fordi olivenpastaen og oliven kan være salte, tilsæt ikke revet ost til denne ret.

¼ kop olivenolie

3 fed hvidløg, skåret i tynde skiver

Knip knust rød peber

¼ kop grøn olivenpasta, eller efter smag, eller 1 kop hakkede, udstenede grønne oliven

2 spsk hakket frisk fladbladet persille

Salt

1 pund spaghetti eller linguine

1. Hæld olien i en stegepande, der er stor nok til at rumme den kogte pasta. Tilsæt hvidløg og knust rød peber. Kog over

medium varme, indtil hvidløget er et dybt guld, cirka 4 til 5 minutter. Rør olivenpastaen eller oliven og persille i og tag gryden af varmen.

2.Bring 4 liter vand i kog i en stor gryde. Tilsæt 2 spsk salt, derefter pastaen, og tryk den forsigtigt ned, indtil pastaen er helt dækket af vand. Kog ved høj varme under jævnlig omrøring, indtil pastaen er al dente, mør, men stadig fast til biddet. Sæt lidt af kogevandet til side. Dræn pastaen og kom den i gryden med saucen.

3.Kog over medium varme, vend indtil pastaen er godt belagt med saucen. Tilsæt lidt af det varme kogevand, hvis pastaen virker tør. Server straks.

Linguine med Pesto

Linguine al Pesto

Gør 4 til 6 portioner

I Ligurien fremstilles pesto ved at støde hvidløg og krydderurter i en morter, indtil der dannes en tyk pasta. Der bruges en række basilikum med en mild smag og små blade, der ikke er mere end en halv tomme lange. Pestoen, som den laver, er meget mere subtil end den, der er lavet med den basilikum, vi har i USA. For at tilnærme smagen af ligurisk pesto tilsætter jeg noget fladbladet persille. Persille holder bedre på farven end basilikum, som har tendens til at blive sort, når den hakkes, så pestoen forbliver fløjlsagtig grøn. Hvis du rejser i Ligurien og kan lide at have haven, så køb en pakke små basilikumfrø og dyrk dem i din hjemmehave. Der er intet forbud mod at medbringe emballerede frø fra Italien.

1 kop tætpakkede basilikumblade, skyllet og tørret

1/4 kop tætpakket frisk fladbladet persille, skyllet og tørret

2 spsk pinjekerner eller blancherede mandler

1 fed hvidløg

Groft salt

⅓ kop ekstra jomfru olivenolie

1 pund linguine

½ kop friskrevet Parmigiano-Reggiano

2 spsk usaltet smør, blødgjort

1. Hak basilikum og persilleblade med pinjekerner, hvidløg og en knivspids salt i en foodprocessor, til de er meget fine. Tilsæt gradvist olivenolien i en tynd stråle og blend til en jævn masse. Smag til krydderier.

2. Bring 4 liter vand i kog i en stor gryde. Tilsæt 2 spsk salt, derefter pastaen, og tryk den forsigtigt ned, indtil pastaen er helt dækket af vand. Rør grundigt. Kog, under jævnlig omrøring, indtil pastaen er al dente, mør, men stadig fast til biddet. Sæt lidt af kogevandet til side. Dræn pastaen.

3. Læg pastaen i en stor opvarmet serveringsskål. Tilsæt pestoen, osten og smørret. Vend godt rundt, tilsæt lidt af det reserverede pastavand for at fortynde pestoen, hvis det er nødvendigt. Server straks.

Tynd spaghetti med valnødder

Spaghettini con le Noci

Gør 4 til 6 portioner

Dette er en napolitansk opskrift, der ofte spises ved fredagsmåltider uden kød. Valnødderne skal hakkes meget fint til denne pastasauce, så stykkerne klamrer sig til pastaen, når den snurres. Hak dem med en kniv, eller brug en foodprocessor, hvis du foretrækker det, men overbearbejd ikke til en pasta.

1/4 kop olivenolie

3 store fed hvidløg, let knust

1 kop valnødder, finthakkede

Salt

1 pund spaghettini, fin linguine eller vermicelli

1/2 kop friskrevet Pecorino Romano

Friskkværnet sort peber

2 spsk hakket frisk fladbladet persille

1.Hæld olien i en stegepande, der er stor nok til at holde pastaen. Tilsæt hvidløg og steg over medium varme, og pres hvidløget af og til med bagsiden af en ske, indtil det bliver dybt gyldent, cirka 3 til 4 minutter. Fjern hvidløget fra panden. Rør valnødderne i og kog indtil de er let ristede, cirka 5 minutter.

2.Bring mindst 4 liter vand i kog i en stor gryde. Tilsæt 2 spsk salt, derefter pastaen. Rør grundigt. Kog ved høj varme under jævnlig omrøring, indtil pastaen er al dente, mør, men stadig fast til biddet. Dræn pastaen, gem lidt af kogevandet.

3.Vend pastaen med nøddesaucen og lige nok af kogevandet til at holde den fugtig. Tilsæt osten og en generøs kværn af sort peber. Kast godt. Tilsæt persillen og server med det samme.

Linguine med soltørrede tomater

Linguine con Pomodori Secchi

Gør 4 til 6 portioner

En krukke med marinerede soltørrede tomater i spisekammeret og uventede gæster inspirerede denne hurtige pastaret. Den olie, de fleste marinerede soltørrede tomater er pakket i, er generelt ikke af højeste kvalitet, så jeg foretrækker at dræne den af og tilføje min egen ekstra jomfru olivenolie til denne nemme sauce.

1 krukke (ca. 6 ounce) marinerede soltørrede tomater, drænet

1 lille fed hvidløg

1/4 kop ekstra jomfru olivenolie

1 spsk balsamicoeddike

Salt

1 pund linguine

6 friske basilikumblade, stablet og skåret i tynde bånd

1.Kombiner tomater og hvidløg i en foodprocessor eller blender, og kør indtil de er hakket meget fint. Tilsæt langsomt olie og eddike og blend, indtil det er glat. Smag til krydderier.

2.Bring mindst 4 liter vand i kog i en stor gryde. Tilsæt 2 spsk salt, derefter pastaen, og tryk den forsigtigt ned, indtil pastaen er helt dækket af vand. Rør grundigt. Kog ved høj varme under jævnlig omrøring, indtil pastaen er al dente, mør, men stadig fast til biddet. Sæt lidt af kogevandet til side. Dræn pastaen.

3.I en stor skål, smid pastaen med tomatsauce og frisk basilikum, tilsæt om nødvendigt lidt af det reserverede pastavand. Server straks.

Variation: Tilføj en dåse drænet olivenoliepakket tun til pastaen og saucen. Eller tilsæt nogle hakkede sorte oliven eller ansjoser.

Spaghetti med peberfrugt, pecorino og basilikum

Spaghetti med Peperoni

Gør 4 til 6 portioner

At spise spaghetti, linguine eller anden lang pasta med ske og gaffel betragtes ikke som god maner i Italien, og det er heller ikke at skære trådene i korte stykker. Børn bliver lært fra en meget ung alder at snurre et par pastatråde rundt om en gaffel og spise det pænt uden at slurre.

Ifølge en historie blev den tre-tandede gaffel opfundet til dette formål i midten af det nittende århundrede. Indtil da blev pasta altid spist med hænderne, og gaflerne havde kun to tænder, fordi de først og fremmest blev brugt til at sprøjte kød. Kong Ferdinand II af Napoli bad sin kammerherre, Cesare Spadaccini, om at opfinde en måde at servere lang pasta på ved hoffets banketter. Spadaccini kom med en gaffel med tre tænder, og resten er historie.

Frisk varm chili er typisk for calabrisk madlavning. Her er de parret med peberfrugt og serveret med spaghetti. Den revne pecorino er et dejligt salt modspil til sødmen af peberfrugt og basilikum.

¼ kop olivenolie

4 store røde peberfrugter, skåret i tynde strimler

1 eller 2 små friske chili, frøet og hakket, eller en knivspids knust rød peber

Salt

2 fed hvidløg, skåret i tynde skiver

12 friske basilikumblade, skåret i tynde bånd

⅓ kop friskrevet Pecorino Romano

1 pund spaghetti

1. I en stegepande, der er stor nok til at rumme den kogte pasta, opvarmes olien over medium varme. Tilsæt peberfrugt, chili og salt. Kog, under omrøring lejlighedsvis, 10 minutter.

2. Rør hvidløget i. Dæk til og kog 10 minutter mere eller indtil peberfrugterne er meget møre. Tag af varmen og rør basilikum i.

3. Bring mindst 4 liter vand i kog i en stor gryde. Tilsæt 2 spsk salt, derefter pastaen, og tryk den forsigtigt ned, indtil pastaen er helt dækket af vand. Rør grundigt. Kog, omrør ofte, indtil spaghettien er al dente, mør, men stadig fast til biddet. Sæt lidt af kogevandet til side. Dræn pastaen og kom den i gryden med saucen.

4. Kog over medium varme, under konstant omrøring, i 1 minut. Vend godt rundt, tilsæt lidt af det reserverede pastavand. Tilsæt osten og vend igen. Server straks.

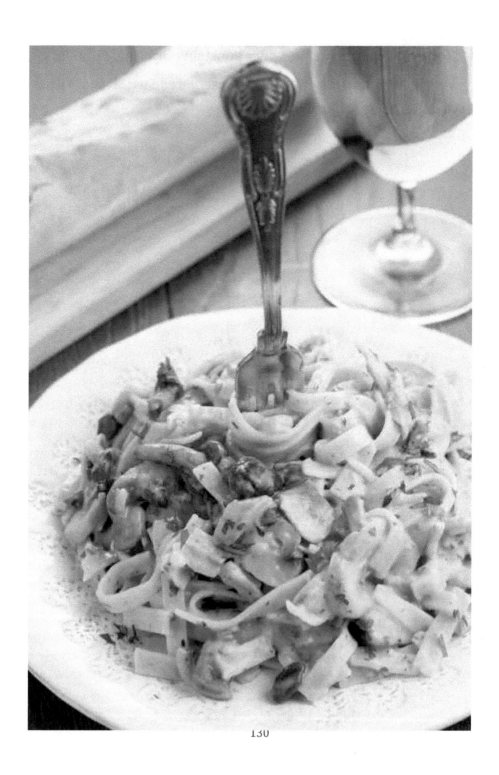

Penne med zucchini, basilikum og æg

Penne med Zucchine og Uova

Gør 4 til 6 portioner

Myten om, at pasta blev "opfundet" i Kina og bragt til Italien af Marco Polo, er vedholdende. Mens nudler kan være blevet spist i Kina, da Polo besøgte, var pasta velkendt i Italien længe før hans tilbagevenden til Venedig i 1279. Arkæologer har fundet tegninger og madlavningsredskaber, der ligner moderne værktøjer til pastafremstilling, såsom en kagerulle og skærehjul, i en etruskisk grav fra det fjerde århundrede f.Kr. lige nord for Rom. Legenden kan sandsynligvis tilskrives Hollywoods skildring af den venetianske opdagelsesrejsende i en film fra 1930'erne med Gary Cooper i hovedrollen.

I denne napolitanske opskrift koger varmen fra pastaen og grøntsagerne æggene, indtil de lige er cremet og let stivnet.

4 mellemstore zucchini (ca. 1 1/4 pund), skrubbet

1/3 kop olivenolie

1 lille løg, finthakket

Salt og friskkværnet sort peber

3 store æg

1⁄2 kop friskrevet Pecorino Romano eller Parmigiano-Reggiano

1 pund penne

1⁄2 kop revet frisk basilikum eller persille

1. Skær zucchinien i 1/4 tomme tykke stave på cirka 11/2 tomme lange. Dup stykkerne tørre.

2. Hæld olien i en stegepande, der er stor nok til at rumme den kogte pasta. Tilsæt løget og kog over medium varme, omrør lejlighedsvis, indtil det er blødt, cirka 5 minutter. Tilsæt zucchinien og kog under jævnlig omrøring, indtil de er let brunet, cirka 10 minutter. Smag til med salt og peber.

3. I en mellemstor skål piskes æggene med ost og salt og peber efter smag.

4. Mens zucchinien koger, bring ca. 4 liter vand i kog i en stor gryde. Tilsæt 2 spsk salt og pastaen. Rør grundigt. Kog ved høj varme under jævnlig omrøring, indtil pastaen er al dente, mør, men stadig fast til biddet. Sæt lidt af kogevandet til side. Dræn pastaen og kom den i gryden med saucen.

5.Vend pastaen med æggeblandingen. Tilsæt basilikum og vend godt rundt. Rør lidt af kogevandet i, hvis pastaen virker tør. Tilsæt en generøs peberkværn og server straks.

Pasta med ærter og æg

Pasta med Piselli

Giver 4 portioner

Min mor plejede at lave denne gammeldags ret ofte, da jeg var barn. Hun brugte dåseærter, men jeg kan godt lide at bruge frosne, fordi de smager friskere og har en fastere konsistens. Det kan virke modsat traditionen at bryde spaghettien i små stykker, men det er et fingerpeg om denne opskrifts oprindelse. Når folk var fattige og der var mange munde at mætte, kunne ingredienserne nemt strækkes ved at tilsætte ekstra vand og lave det til en suppe.

Dette er en af de standby-retter, jeg kan sammensætte til enhver tid, da jeg sjældent står uden en pakke ærter i fryseren, pasta i spisekammeret og et par æg i køleskabet. Fordi ærter, æg og pasta er ret mættende, laver jeg generelt denne mængde til 4 portioner. Tilføj et helt pund pasta, hvis du vil have 6 til 8 portioner.

¼ kop olivenolie

1 stort løg, skåret i tynde skiver

1 (10-ounce) pakke frosne små ærter, delvist optøet

Salt og friskkværnet sort peber

2 store æg

½ kop friskrevet Parmigiano-Reggiano

½ pund spaghetti eller linguine, opdelt i 2-tommer længder

1.Hæld olien i en stegepande, der er stor nok til at holde pastaen.
   Tilsæt løget og steg over medium varme, omrør lejlighedsvis,
   indtil løget er mørt og let brunet, cirka 12 minutter. Rør ærterne
   i og kog videre i cirka 5 minutter, til ærterne er møre. Smag til
   med salt og peber.

2.I en mellemstor skål piskes æggene med ost og salt og peber
   efter smag.

3.Bring mindst 4 liter vand i kog i en stor gryde. Tilsæt 2 spsk salt,
   derefter pastaen. Rør grundigt. Kog ved høj varme under jævnlig
   omrøring, indtil pastaen er mør, men lidt understegt. Dræn
   pastaen, gem lidt af kogevandet.

4.Rør pastaen i gryden med ærterne. Tilsæt æggeblandingen og
   kog ved svag varme under konstant omrøring, cirka 2 minutter,
   indtil æggene er let stivnet. Tilsæt lidt af kogevandet, hvis
   pastaen virker tør. Server straks.

Linguine med grønne bønner, tomater og basilikum

Lingiune med Fagiolini

Gør 4 til 6 portioner

Ricotta salata er en saltet og presset form for ricotta. Hvis du ikke kan finde det, skal du erstatte en mild usalt fetaost eller frisk ricotta og revet pecorino. Denne pasta er typisk for Puglia.

12 ounce grønne bønner, trimmet

Salt

1/4 kop olivenolie

1 fed hvidløg, finthakket

5 mellemstore tomater, skrællede, frøet og hakket (ca. 3 kopper)

Friskkværnet sort peber

1 pund linguine

1/2 kop hakket frisk basilikum

1 kop revet ricotta salata, mild feta eller frisk ricotta

1. Bring omkring 4 liter vand i kog. Tilsæt de grønne bønner og salt efter smag. Kog 5 minutter eller indtil de er sprøde. Tag de grønne bønner ud med en hulske eller sigte, og behold vandet. Dup bønnerne tørre. Skær bønnerne i 1-tommers længder.

2. Hæld olien i en stegepande, der er stor nok til at rumme den kogte pasta. Tilsæt hvidløg og steg ved middel-lav varme, indtil de er let gyldne, cirka 2 minutter.

3. Tilsæt tomater og salt og peber efter smag. Kog, under omrøring af og til, indtil tomaterne tykner og saften fordamper. Rør bønnerne i. Kog 5 minutter mere.

4. Bring imens gryden med vand i kog igen. Tilsæt 2 spiseskefulde salt, derefter linguinen, og tryk den forsigtigt ned, indtil pastaen er helt dækket med vand. Kog ved høj varme under jævnlig omrøring, indtil pastaen er al dente, mør, men stadig fast til biddet. Sæt lidt af kogevandet til side. Dræn pastaen og kom den i gryden med saucen.

5. Vend linguinen med saucen i gryden. Tilsæt basilikum og ost og vend igen ved middel varme, indtil osten er cremet. Server straks.

Små ører med kartoffelcreme og rucola

Orecchiette con Crema di Patate

Gør 4 til 6 portioner

Vild rucola vokser over hele Puglia. Den er sprød, med et smalt, savtandet blad og en tiltalende nøddeagtig smag. Bladene spises både rå og kogte, ofte sammen med pasta. Kartofler er stivelsesholdige, men de betragtes som blot en anden grøntsag i Italien, så der er ingen betænkeligheder ved at servere dem med pasta, især i Puglia. Kartoflerne koges til de er møre, og moses derefter med kogevandet til de er cremede.

2 mellemkogende kartofler, cirka 12 ounce

Salt

¼ kop olivenolie

1 fed hvidløg, finthakket

1 pund orecchiette eller skaller

2 bundter rucola (ca. 8 ounce), seje stængler fjernet, skyllet og drænet

Salt og friskkværnet sort peber

1.Skræl kartoflerne og læg dem i en lille gryde med salt efter smag og koldt vand til dækning. Bring vandet i kog, og kog kartoflerne møre, når de er gennemboret med en skarp kniv, cirka 20 minutter. Dræn kartoflerne, gem vandet.

2.Hæld olien i en mellemstor gryde. Tilsæt hvidløg og steg ved medium varme, indtil hvidløget er gyldent, cirka 2 minutter. Fjern fra varmen. Tilsæt kartoflerne og mos godt med en moser eller gaffel, rør omkring en kop af det reserverede vand i for at lave en tynd "creme". Smag til med salt og peber.

3.Bring 4 liter vand i kog. Tilsæt 2 spsk salt, derefter pastaen. Rør grundigt. Kog ved høj varme under jævnlig omrøring, indtil pastaen er al dente, mør, men dog fast til biddet. Tilsæt rucola og rør en gang. Dræn pastaen og ruccolaen.

4.Kom pasta og ruccola tilbage i gryden og tilsæt kartoffelsoven. Kog og rør ved svag varme, tilsæt lidt mere af kartoffelvandet, hvis det er nødvendigt. Server straks.

Pasta og kartofler

Pasta og Patate

Giver 6 portioner

Ligesom pasta med bønner eller linser er pasta og kartofler et fint eksempel på la cucina povera, den syditalienske måde at tage et par ydmyge ingredienser og forvandle dem til lækker mad. Når tiderne var virkelig magre, og der var mange munde at mætte, var det skik at tilføje ekstra vand, normalt væsken, der var tilbage fra kogning af grøntsager eller kogning af pasta, og strække disse retter fra en pasta til en suppe for at få dem til at gå længere.

¼ kop olivenolie

1 mellemstor gulerod, hakket

1 mellemstor selleri ribben, hakket

1 mellemstor løg, hakket

2 fed hvidløg, finthakket

2 spsk hakket frisk fladbladet persille

3 spsk tomatpure

Salt og friskkværnet sort peber

11/2 pund kogende kartofler, skrællet og hakket

1 pund tubetti eller små skaller

1/2 kop friskrevet Pecorino Romano eller Parmigiano-Reggiano

1.Hæld olien i en stor gryde og tilsæt de hakkede ingredienser undtagen kartoflerne. Kog over medium varme, omrør lejlighedsvis, indtil de er møre og gyldne, cirka 15 til 20 minutter.

2.Rør tomatpure og salt og peber i efter smag. Tilsæt kartoflerne og 4 dl vand. Bring det i kog og kog indtil kartoflerne er meget møre, cirka 30 minutter. Knus nogle af kartoflerne med bagsiden af en ske.

3.Bring omkring 4 liter vand i kog i en stor gryde. Tilsæt 2 spsk af saltet, derefter pastaen. Rør grundigt. Kog, under ofte omrøring, indtil pastaen er al dente, mør, men stadig fast til biddet. Sæt lidt af kogevandet til side. Rør pastaen i kartoffelblandingen. Tilsæt om nødvendigt noget af det reserverede kogevand, men blandingen skal forblive ret tyk. Rør osten i og server med det samme.

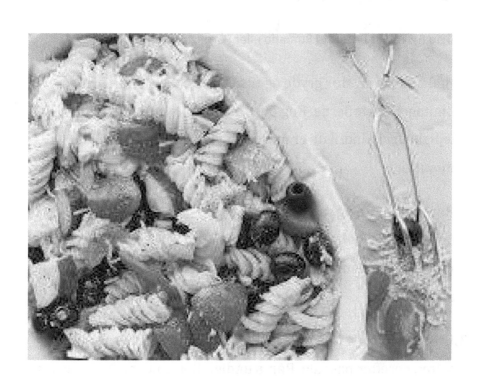

Skaller med blomkål og ost

Conchiglie al Cavolfiore

Giver 6 portioner

Alsidig blomkål er stjernen i mange pastaretter i det sydlige Italien. På Sicilien fik vi lavet denne enkle ret med det lokale lilla-farvede blomkål.

1/2 kop olivenolie

1 mellemstor løg, finthakket

1 mellemstor blomkål, skåret og skåret i mundrette buketter

Salt

2 spsk hakket frisk fladbladet persille

Friskkværnet sort peber

1 pund skaller

3/4 kop friskrevet Pecorino Romano

1.Hæld olien i en stegepande, der er stor nok til at rumme den kogte pasta. Tilsæt løget og steg ved middel varme i 5 minutter.

Tilsæt blomkål og salt efter smag. Dæk til og kog 15 minutter eller indtil blomkålen er mør. Rør persille og sort peber i efter smag.

2. Bring mindst 4 liter vand i kog i en stor gryde. Tilsæt 2 spsk salt, derefter pastaen. Rør grundigt. Kog ved høj varme under jævnlig omrøring, indtil pastaen er al dente, mør, men stadig fast til biddet. Dræn pastaen, gem lidt af kogevandet.

3. Kom pastaen i gryden med blomkålen og rør godt rundt ved middel varme. Tilsæt eventuelt lidt af kogevandet. Tilsæt osten og vend igen med en generøs kværn af sort peber. Server straks.

Pasta med blomkål, safran og ribs

Pasta Arriminati

Giver 6 portioner

*Sicilianske blomkålssorter spænder fra lilla-hvid til ærtegrøn og har
en fantastisk smag om efteråret og vinteren, når de er friskhøstede.
Dette er en af flere sicilianske pasta- og blomkålskombinationer.
Safranen tilføjer en gylden gul farve og subtil smag, mens ribs og
ansjoser tilføjer sødme og salthed. Ristet brødkrummer giver et blidt
knas som prikken over i'et.*

1 tsk safran tråde

2/3 kop ribs eller mørke rosiner

Salt

1 stort blomkål (ca. 2 pund), skåret og skåret i buketter

1/3 kop olivenolie

1 mellemstor løg, finthakket

6 ansjosfileter, drænet og hakket

Friskkværnet sort peber

⅓ kop pinjekerner, let ristede

1 pund penne eller skaller

¼ kop ristet almindeligt brødkrummer

1.I en lille skål drysses safranetrådene med 2 spsk varmt vand. Læg ribsene i en anden skål med varmt vand til at dække. Lad begge stå cirka 10 minutter.

2.Bring mindst 4 liter vand i kog i en stor gryde. Tilsæt 2 spsk salt og blomkålen. Kog under jævnlig omrøring, indtil blomkålen er meget mør, når den gennembores med en kniv, cirka 10 minutter. Fjern blomkålen med en hulske, og behold vandet til at koge pastaen.

3.Hæld olien i en stegepande, der er stor nok til at rumme den kogte pasta. Tilsæt løget og steg ved middel varme i 10 minutter. Tilsæt ansjoserne og kog 2 minutter mere, mens du rører jævnligt, indtil de er opløst. Rør safran og udblødningsvæsken i. Dræn ribsene og kom dem i gryden.

4.Rør det kogte blomkål i. Hæld lidt af kogevandet op og kom det i gryden med blomkålen. Kog 10 minutter, bryd blomkålen op med bagsiden af en ske, indtil den er i små stykker. Tilsæt salt og peber efter smag. Rør pinjekernerne i.

5.Mens blomkålen koger, bringes kogevandet i kog igen. Tilsæt pastaen og rør godt rundt. Kog ved høj varme under jævnlig omrøring, indtil pastaen er al dente, mør, men stadig fast til biddet. Sæt lidt af kogevandet til side. Dræn pastaen, og tilsæt den derefter til stegepanden med blomkålsblandingen. Rør godt rundt, og tilsæt lidt af kogevandet, hvis pastaen virker tør.

6.Server pastaen drysset med de ristede brødkrummer.

Sløjfer med artiskokker og ærter

Farfalle med Carciofi

Gør 4 til 6 portioner

Selvom mange italienske feriesteder lukker i vintermånederne, åbner de fleste igen til påske. Sådan var det i Portofino et år, da jeg var der, selvom vejret var regnfuldt og køligt. Til sidst klarede himlen og solen kom frem, og min mand og jeg kunne nyde frokosten på terrassen på vores hotel med udsigt over havet.

Vi begyndte med denne pasta, efterfulgt af en hel fisk, stegt med oliven. Dessert var en citrontærte. Det var en perfekt påskemiddag.

Hvis baby artiskokker ikke er tilgængelige, erstatte større artiskokker, skåret i terninger.

1 pund baby artiskokker

2 spsk olivenolie

1 lille løg, finthakket

1 fed hvidløg, finthakket

Salt og friskkværnet sort peber

2 kopper friske ærter eller 1 (10-ounce) pakke frosset

1/2 kop hakket frisk basilikum eller fladbladet persille

1 pund farfalle

1/2 kop friskrevet Parmigiano-Reggiano

1. Med en stor kniv skæres den øverste 1 tomme af artiskokkerne af. Skyl dem godt under koldt vand. Bøj tilbage og knæk de små blade af omkring bunden. Klip de spidse toppe af de resterende blade med en saks. Pil det hårde ydre skind af stilkene og omkring bunden. Skær artiskokkerne i halve. Brug en lille kniv med en afrundet spids til at skrabe de uklare blade ud i midten. Skær artiskokkerne i tynde skiver.

2. Hæld olivenolien i en stegepande, der er stor nok til at rumme den kogte pasta. Tilsæt løg og hvidløg og steg under omrøring af og til ved middel varme i 10 minutter. Tilsæt artiskokkerne og 2 spsk vand. Tilsæt salt og peber efter smag. Kog 10 minutter eller indtil artiskokkerne er møre.

3. Rør ærterne i. Kog 5 minutter eller indtil ærterne er møre. Tag af varmen og rør basilikum i.

4. Bring mindst 4 liter vand i kog. Tilsæt 2 spsk salt, derefter pastaen. Rør grundigt. Kog, under ofte omrøring, indtil pastaen

er al dente, mør, men stadig fast til biddet. Sæt lidt af kogevandet til side. Dræn pastaen.

5. Vend pastaen med artiskoksaucen og lidt af kogevandet, hvis det er nødvendigt. Tilsæt et skvæt ekstra jomfru olivenolie og vend igen. Vend med osten og server med det samme.

Fettuccine med artiskokker og porcini

Fettuccine med Carciofi og Porcini

Gør 4 til 6 portioner

Artiskokker og porcini lyder måske som en usædvanlig kombination, men ikke i Ligurien, hvor jeg spiste denne pasta. Fordi denne ret er så smagfuld, er revet ost ikke nødvendig, især hvis du afslutter den med noget god ekstra jomfru olivenolie.

1 ounce tørrede porcini-svampe

1 kop varmt vand

1 pund artiskokker

1/4 kop olivenolie

1 lille løg, hakket

1 fed hvidløg, meget fint hakket

2 spsk hakket frisk fladbladet persille

1 kop skrællede, frøede og hakkede friske tomater eller drænede og hakkede importerede italienske tomater på dåse

Salt og friskkværnet sort peber

1 pund tørret fettuccine

Ekstra jomfru oliven olie

1.Kom svampene i vandet og lad dem trække i 30 minutter. Løft svampene fra vandet, behold væsken. Skyl svampene under koldt rindende vand for at fjerne eventuelle grus, og vær særlig opmærksom på enderne af stænglerne, hvor jorden samler sig. Hak svampene groft. Si svampevæsken i en skål. Sæt til side.

2.Med en stor kniv skæres den øverste 1 tomme af artiskokkerne af. Skyl dem godt under koldt vand. Bøj tilbage og knæk de små blade af omkring bunden. Klip de spidse toppe af de resterende blade med en saks. Pil det hårde ydre skind af stilkene og omkring bunden. Skær artiskokkerne i halve. Brug en lille kniv til at skrabe de uklare blade i midten ud. Skær artiskokkerne i tynde skiver.

3.Hæld olien i en stegepande, der er stor nok til at rumme den kogte pasta. Tilsæt løg, svampe, persille og hvidløg og steg ved middel varme i 10 minutter. Rør artiskokker, tomater og salt og peber i efter smag. Kog 10 minutter. Tilsæt svampevæsken og kog 10 minutter mere, eller indtil artiskokkerne er møre, når de testes med en kniv.

4.Bring 4 liter vand i kog i en stor gryde. Tilsæt 2 spsk salt, derefter pastaen. Rør grundigt. Kog ved høj varme under jævnlig omrøring, indtil pastaen er al dente, mør, men stadig fast til biddet. Sæt lidt af kogevandet til side. Dræn pastaen.

5.Vend pastaen med saucen og lidt af kogevandet, hvis det er nødvendigt. Dryp med ekstra jomfru olivenolie og server med det samme.

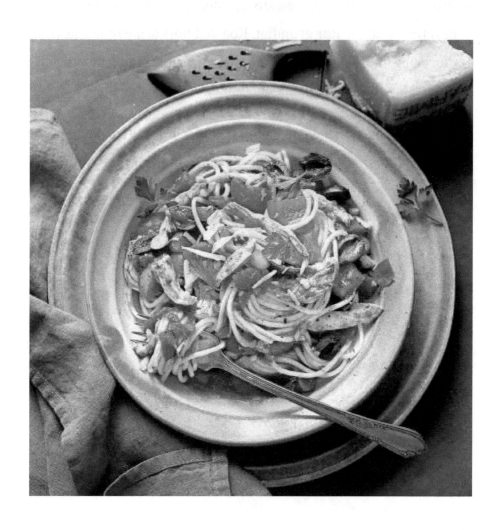

Rigatoni med aubergine Ragù

Rigatoni med Ragù di Melanzane

Gør 4 til 6 portioner

Kød tilsættes normalt til tomatsauce for at lave en ragù, men denne vegetariske version fra Basilicata bruger aubergine, fordi den er tilsvarende rig og smagfuld.

Rigai navnet på en pastaform, såsom rigatoni eller penne rigate, indikerer, at den har kanter, der fungerer som gribere til saucen. Rigatoni er store, rillede pastarør. Deres tykkelse og store form supplerer solide klude med tykke ingredienser.

¼ kop olivenolie

¼ kop hakkede skalotteløg

4 kopper hakket aubergine

½ kop hakket rød peberfrugt

½ kop tør hvidvin

1½ pund blommetomater, skrællede, frøet og hakket, eller 2 kopper importerede italienske tomater på dåse med deres juice

En kvist frisk timian

Salt

Friskkværnet sort peber

1 pund rigatoni, penne eller farfalle

Ekstra jomfru olivenolie, til drypning

1.Hæld olien i en stor, tung stegepande. Tilsæt skalotteløg og steg
1 minut ved middel varme. Tilsæt aubergine og rød peber. Kog,
omrør ofte, indtil grøntsagerne er visne, cirka 10 minutter.

2.Tilsæt vinen og kog 1 minut indtil den er fordampet.

3.Tilsæt tomater, timian, salt og peber efter smag. Reducer varmen
til lav. Kog under omrøring af og til i 40 minutter, eller indtil
saucen er tyk, og grøntsagerne er meget møre. Hvis blandingen
bliver for tør, rør lidt vand i. Fjern timianen.

4.Bring mindst 4 liter vand i kog i en stor gryde. Tilsæt 2 spsk salt,
derefter pastaen. Rør grundigt. Kog ved høj varme under jævnlig
omrøring, indtil pastaen er al dente, mør, men stadig fast til
biddet. Sæt lidt af kogevandet til side. Dræn pastaen og kom den
over i en varm serveringsskål.

5. Hæld saucen på og vend godt rundt, tilsæt eventuelt lidt af kogevandet. Dryp med lidt ekstra jomfru olivenolie, og vend igen. Server straks.

Siciliansk spaghetti med aubergine

Spaghetti alla Norma

Gør 4 til 6 portioner

Normaer navnet på en smuk opera komponeret af sicilianske Vincenzo Bellini. Denne pasta, lavet med aubergine - en elsket grøntsag på Sicilien - blev navngivet til ære for operaen.

Ricotta salata er en presset form for ricotta, der er god skåret i skiver som spiseost eller revet over pasta. Der er også en røget version, der er særlig lækker, selvom jeg aldrig har set den uden for Sicilien. Hvis du ikke kan finde ricotta salata, så erstat feta, som ligner meget, eller brug Pecorino Romano.

1 mellemstor aubergine, trimmet og skåret i 1⁄4 tomme tykke skiver

Salt

Olivenolie til stegning

2 fed hvidløg, let knust

Knip knust rød peber

3 pund modne blommetomater, skrællet, frøet og hakket, eller 1 (28-ounce) dåse importerede italienske flåede tomater, drænet og hakket

6 friske basilikumblade

1 pund spaghetti

1 kop revet ricotta salata eller Pecorino Romano

1. Læg aubergineskiverne i et dørslag over en tallerken, og drys hvert lag med salt. Lad stå 30 til 60 minutter. Skyl auberginen og dup den meget tør med køkkenrulle.

2. Hæld cirka 1/2 tomme olie i en dyb, tung stegepande. Varm olien op ved middel varme, indtil et lille stykke af auberginen syder, når den lægges i gryden. Steg aubergineskiverne et par ad gangen til de er gyldenbrune på begge sider. Afdryp på køkkenrulle.

3. Hæld 3 spiseskefulde af olien i en mellemstor gryde. Tilsæt hvidløg og knust rød peber og steg ved middel varme, indtil hvidløget er dybt gyldent, cirka 4 minutter. Fjern hvidløget. Tilsæt tomater og salt efter smag. Reducer varmen til lav og lad det simre i 20 til 30 minutter, eller indtil saucen er tyknet. Rør basilikum i og sluk for varmen.

4.Bring mindst 4 liter vand i kog i en stor gryde. Tilsæt 2 spsk salt, derefter pastaen. Rør grundigt. Kog ved høj varme under jævnlig omrøring, indtil pastaen er al dente, mør, men stadig fast til biddet. Sæt lidt af kogevandet til side. Dræn pastaen.

5.Vend pastaen med saucen i en varm serveringsskål, tilsæt eventuelt lidt af kogevandet. Tilsæt osten og vend igen. Top med aubergineskiverne og server med det samme.

Sløjfer med broccoli, tomater, pinjekerner og rosiner

Farfalle alla Siciliana

Gør 4 til 6 portioner

Pinjekerner tilføjer et behageligt knas, og rosiner bringer sødme til denne lækre sicilianske pasta. Broccolien koges i samme gryde som pastaen, så deres smage falder virkelig sammen. Hvis du finder dig selv med store runde tomater i stedet for blommesorten, kan du erstatte dem, selvom saucen bliver tyndere og kan have brug for lidt længere tilberedning.

⅓ kop olivenolie

2 fed hvidløg, finthakket

Knip knust rød peber

2½ pund friske blommetomater (ca. 15), skrællede, frøet og hakkede

Salt og friskkværnet sort peber

2 spsk rosiner

1 pund farfalle

1 mellemstor bundt broccoli, stilke fjernet og skåret i små buketter

2 spsk ristede pinjekerner

1.Hæld olien i en stegepande, der er stor nok til at holde pastaen. Tilsæt hvidløg og knust rød peber. Kog over medium varme, indtil hvidløget er gyldent, cirka 2 minutter. Tilsæt tomater og salt og peber efter smag. Bring det i kog og kog indtil saucen er tyknet, 15 til 20 minutter. Rør rosinerne i og tag dem af varmen.

2.Bring mindst 4 liter vand i kog i en stor gryde. Tilsæt 2 spsk salt, derefter pastaen. Rør grundigt. Kog, under jævnlig omrøring, indtil vandet koger tilbage.

3.Tilsæt broccolien til pastaen. Kog, under jævnlig omrøring, indtil pastaen er al dente, mør, men stadig fast til biddet. Sæt lidt af kogevandet til side.

4.Dræn pastaen og broccolien. Kom dem i gryden med tomaterne, tilsæt eventuelt lidt af kogevandet. Kast godt. Drys med pinjekerner og server med det samme.

Cavatelli med hvidløgsgrønt og kartofler

Cavatelli con Verdure e Patate

Gør 4 til 6 portioner

At vaske grønt er måske ikke min yndlingsopgave, men at finde grus i min mad er endnu værre, så jeg vasker dem mindst tre gange. Det er umagen værd. Du kan kun bruge én sort i denne opskrift, men en blanding af to eller tre forskellige grøntsager tilføjer en interessant tekstur og smag til retten.

Kartoflerne i denne opskrift skal skæres i små stykker, så de koger sammen med pastaen. Til sidst er de noget gennemstegte og smuldrende og tilføjer en cremet glathed til pastaen.

11/2 pund diverse grøntsager, såsom broccoli rabe, mizuna, sennep, grønkål eller mælkebøtter, trimmet

Salt

1/3 kop olivenolie

4 fed hvidløg, skåret i tynde skiver

Knip knust rød peber

Salt og friskkværnet sort peber

1 pund cavatelli

1 pund kogende kartofler, skrællet og skåret i 1/2-tommers stykker

1. Fyld en vask eller stor skål med koldt vand. Tilsæt grøntsagerne og vend dem i vandet. Overfør greens til et dørslag, skift vandet, og gentag derefter mindst to gange mere for at fjerne alle spor af sand.

2. Bring en stor gryde vand i kog. Tilsæt grønt og salt efter smag. Kog indtil grøntsagerne er møre, 5 til 10 minutter, afhængigt af de varianter du bruger. Dræn grøntsagerne og lad dem køle lidt af under koldt rindende vand. Skær grøntsagerne i mundrette stykker.

3. Hæld olien i en stegepande, der er stor nok til at rumme den kogte pasta. Tilsæt hvidløg og knust rød peber. Kog over medium varme, indtil hvidløget er gyldent, 2 minutter. Tilsæt det grønne og en knivspids salt. Kog under omrøring, indtil grøntsagerne er belagt med olie, cirka 5 minutter.

4. Bring mindst 4 liter vand i kog i en stor gryde. Tilsæt 2 spsk salt, derefter pastaen. Kog, under jævnlig omrøring, indtil vandet koger tilbage. Tilsæt kartoflerne og kog indtil pastaen er al

dente, mør og dog fast til biddet. Sæt lidt af kogevandet til side. Dræn pastaen.

5. Tilsæt pasta og kartofler til grøntsagerne og vend godt rundt. Tilsæt lidt af det reserverede kogevand, hvis pastaen virker tør. Server straks.

Linguini med Zucchini

Linguine med Zucchine

Gør 4 til 6 portioner

Modstå trangen til at købe andre end små til mellemstore zucchini, og sig nej tak til gartnervenner, der desperat tilbyder gravhunde-størrelse squash. Kæmpe zucchini er vandige, snuskede og smagløse, men dem, der er længden af en hotdog, og ikke er tykkere end en knockwurst, er møre og lækre.

Jeg kan især godt lide Pecorino Romano - en skarp og syrlig fåremælksost fra det sydlige Italien - i denne opskrift.

6 små grønne eller gule zucchini (ca. 2 pund)

⅓ kop olivenolie

3 fed hvidløg, finthakket

Salt og friskkværnet sort peber

¼ kop hakket frisk basilikum

2 spsk hakket frisk fladbladet persille

1 spsk hakket frisk timian

1 pund linguine

½ kop friskrevet Pecorino Romano

1.Skrub zucchinien under koldt vand. Trim enderne. Skær i kvarte på langs og derefter i skiver.

2.I en stegepande, der er stor nok til at holde pastaen, opvarmes olien over medium varme. Tilsæt zucchinien og kog under omrøring af og til, indtil de er let brunede og møre, cirka 10 minutter. Skub zucchinien til siden af gryden og tilsæt hvidløg, salt og peber. Kog i 2 minutter. Tilsæt krydderurterne, rør zucchinien tilbage i krydderierne, og tag derefter af varmen.

3.Mens zucchinien koger, bringes 4 liter vand i kog i en stor gryde. Tilsæt 2 spsk salt, derefter pastaen. Rør grundigt. Kog ved høj varme under jævnlig omrøring, indtil pastaen er al dente, mør, men dog fast til biddet. Sæt lidt af kogevandet til side.

4.Dræn pastaen. Læg pastaen i gryden med zucchinien. Rør godt rundt, tilsæt eventuelt lidt af kogevandet. Tilsæt osten og vend igen. Server straks.

Penne med grillede grøntsager

Pasta con Verdure alla Griglia

Gør 4 til 6 portioner

Selvom jeg normalt efterlader skindet på auberginer, har grillning en tendens til at gøre skindet hårdt, så jeg skræller det af, før jeg tænder grillen op. Hvis dine auberginer ikke er friske fra gården, kan du eventuelt salte dem før tilberedning for at reducere enhver bitterhed, som øges, efterhånden som grøntsagerne modnes. For at gøre dette skal du skrælle og skære auberginen i skiver, og derefter lægge skiverne i et dørslag, og hvert lag drysses med groft salt. Lad stå 30 til 60 minutter for at fjerne væske. Skyl saltet af, dup det tørt og kog som anvist.

2 pund blommetomater (ca. 12)

Olivenolie

1 mellemstor aubergine, skrællet og skåret i tykke skiver

2 mellemstore røde eller hvide søde løg, tykke skiver

Salt og friskkværnet sort peber

2 fed hvidløg, meget fint hakket

12 blade frisk basilikum, revet i små stykker

1 pund penne

1/2 kop friskrevet Pecorino Romano

1.Placer en grill eller en slagtekyllingestativ omkring 4 tommer fra varmekilden. Forvarm grillen eller slagtekyllingen. Læg tomaterne på grillen. Kog, vend ofte med en tang, indtil tomaterne er bløde, og skindet er let forkullet og løsnet. Fjern tomaterne. Pensl aubergine- og løgskiverne med olie og drys dem med salt og peber. Grill indtil grøntsagerne er møre og brunede, men ikke sorte, cirka 5 minutter på hver side.

2.Tag tomatskallerne af og skær stilkenderne ud. Læg tomaterne i en stor serveringsskål og mos dem godt med en gaffel. Rør hvidløg, basilikum, 1/4 kop olie og salt og peber i efter smag.

3.Skær aubergine og løg i tynde strimler og kom dem i tomaterne.

4.Bring mindst 4 liter vand i kog i en stor gryde. Tilsæt 2 spsk salt, derefter pastaen. Rør grundigt. Kog ved høj varme under jævnlig omrøring, indtil pastaen er al dente, mør, men dog fast til biddet. Læg lidt af kogevæsken til side.

5.Dræn pastaen. I en stor serveringsskål, smid pastaen med grøntsagerne. Tilsæt lidt af kogevandet, hvis pastaen virker tør. Tilsæt osten og server straks.

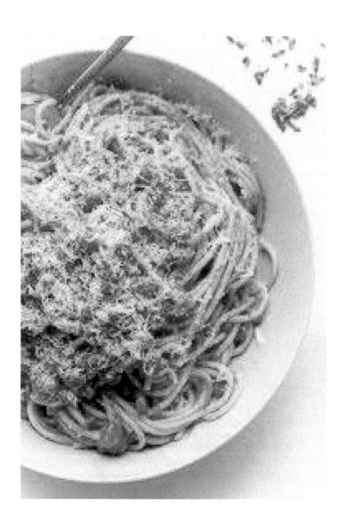

Penne med svampe, hvidløg og rosmarin

Penne con Funghi

Gør 4 til 6 portioner

Du kan bruge enhver form for svamp, du kan lide i denne opskrift, såsom østers, shiitake, cremini eller den standard hvide variant. En kombination er især god. Hvis du har nogle virkelig vilde svampe, såsom morkler, skal du sørge for at rense dem meget godt, da de kan være meget gryne.

¹⁄4 kop olivenolie

1 pund svampe, skåret i tynde skiver

2 store fed hvidløg, finthakket

2 tsk meget finthakket frisk rosmarin

Salt og friskkværnet sort peber

1 pund penne eller farfalle

2 spsk usaltet smør

2 spsk hakket frisk persille

1. I en stegepande, der er stor nok til at holde pastaen, opvarmes olien over medium varme. Tilsæt svampe, hvidløg og rosmarin. Kog, omrør ofte, indtil svampene begynder at frigive deres væske, cirka 10 minutter. Tilsæt salt og peber efter smag. Kog, omrør ofte, indtil svampene er let brunede, cirka 5 minutter mere.

2. Bring mindst 4 liter vand i kog i en stor gryde. Tilsæt 2 spsk salt, derefter pastaen. Rør grundigt. Kog ved høj varme under jævnlig omrøring, indtil pastaen er al dente, mør, men dog fast til biddet. Sæt lidt af kogevandet til side.

3. Dræn pastaen. Smid pastaen i gryden med svampe, smør og persille. Tilsæt lidt af kogevandet, hvis pastaen virker tør. Server straks.

Linguine med rødbeder og hvidløg

Linguine med Barbabietole

Gør 4 til 6 portioner

Pasta og rødbeder lyder måske som en usædvanlig kombination, men lige siden jeg smagte den i en lille by ved Emilia-Romagnas kyst, har den været min favorit. Det er ikke kun lækkert, men det er også en af de smukkeste pastaretter, jeg kender. Alle vil blive overrasket over dens fantastiske farve. Lav dette i sensommeren og det tidlige efterår, når friske rødbeder er sødest.

8 mellemstore rødbeder, trimmet

1/3 kop olivenolie

3 fed hvidløg, finthakket

Kniv knust rød peber, eller efter smag

Salt

1 pund linguine

1. Sæt en rist i midten af ovnen. Forvarm ovnen til 450°F. Skrub rødbederne og pak dem ind i et stort stykke aluminiumsfolie, som lukker tæt. Læg pakken på en bageplade. Bag i 45 til 75

minutter, afhængig af størrelse, eller indtil rødbederne føles møre, når de stikkes igennem folien med en skarp kniv. Lad rødbederne køle af i folien. Skræl og hak rødbederne.

2. Hæld olien i en stegepande, der er stor nok til at rumme den kogte pasta. Tilsæt hvidløg og knust rød peber. Kog over medium varme, indtil hvidløget er gyldent, cirka 2 minutter. Tilsæt rødbederne og rør dem i olieblandingen, indtil de lige er gennemvarme.

3. Bring mindst 4 liter vand i kog i en stor gryde. Tilsæt 2 spsk salt, derefter pastaen. Rør grundigt. Kog ved høj varme under jævnlig omrøring, indtil pastaen er al dente, mør, men dog fast til biddet.

4. Dræn pastaen, gem lidt af kogevandet. Hæld linguinen i gryden med rødbederne. Tilsæt lidt af kogevandet og kog over medium varme, vend pastaen med en gaffel og ske, indtil den har en ensartet farve, cirka 2 minutter. Server straks.

Sløjfer med rødbeder og grønt

Farfalle med Barbabietole

Gør 4 til 6 portioner

Dette er en variation af<u>Linguine med rødbeder og hvidløg</u>opskrift, ved at bruge både rødbeder og roegrønt. Hvis toppen på rødbederne ser slap eller brun ud, skal du erstatte et halvt kilo frisk spinat, mangold eller andet grønt.

1 bundt friske rødbeder med toppe (4 til 5 rødbeder)

⅓ kop olivenolie

2 store fed hvidløg, finthakket

Salt og friskkværnet sort peber

1 pund farfalle

4 ounces ricotta salata, strimlet

1.Sæt en rist i midten af ovnen. Forvarm ovnen til 450°F. Skær rødbederne af og stil dem til side. Skrub rødbederne og pak dem ind i et stort stykke aluminiumsfolie, som lukker tæt. Læg pakken på en bageplade. Bag i 45 til 75 minutter, afhængig af størrelse, eller indtil rødbederne føles møre, når de stikkes igennem folien med en skarp kniv. Lad rødbederne køle af i folien. Pak folien ud, og skræl og hak rødbederne.

2.Vask det grønne godt og fjern de seje stilke. Bring en stor gryde vand i kog. Tilsæt grønt og salt efter smag. Kog 5 minutter eller indtil grøntsagerne er næsten møre. Dræn grøntsagerne og afkøl dem under rindende vand. Hak det grønne groft.

3.Hæld olien i en stegepande, der er stor nok til at rumme al pasta og grøntsager. Tilsæt hvidløg. Kog over medium varme, indtil hvidløget er gyldent, cirka 2 minutter. Tilsæt rødbeder og grønt og et nip salt og peber. Kog under omrøring i cirka 5 minutter, eller indtil grøntsagerne er gennemvarmede.

4.Bring mindst 4 liter vand i kog i en stor gryde. Tilsæt 2 spsk salt, derefter pastaen. Rør grundigt. Kog ved høj varme under jævnlig omrøring, indtil pastaen er al dente, mør, men dog fast til biddet.

5.Dræn pastaen, gem lidt af kogevandet. Kom pastaen i gryden med rødbederne. Tilsæt lidt af kogevandet og kog under konstant omrøring af pastaen, indtil den er ensartet farvet, cirka 1 minut. Tilsæt osten og rør igen. Server straks med et godt drys friskkværnet sort peber.

Pasta med salat

Pasta al Insalata

Gør 4 til 6 portioner

Pasta slynget med en frisk grøntsagssalat er en dejlig let sommerret. Jeg havde det, mens jeg besøgte venner i Piemonte. Lad det ikke sidde for længe, ellers vil grøntsagerne miste deres lyse smag og udseende.

2 mellemstore tomater, hakkede

1 mellemstor fennikelløg, trimmet og skåret i mundrette stykker

1 lille rødløg, hakket

1/4 kop ekstra jomfru olivenolie

2 spsk basilikum skåret i tynde bånd

Salt og friskkværnet sort peber

2 kopper trimmet rucola, revet i mundrette stykker

1 pund albuer

1. I en stor serveringsskål kombineres tomater, fennikel, løg, olivenolie, basilikum og salt og peber efter smag. Rør grundigt. Top med rucola.

2. Bring mindst 4 liter vand i kog i en stor gryde. Tilsæt 2 spsk salt, derefter pastaen. Kog ved høj varme under jævnlig omrøring, indtil pastaen er al dente, mør, men dog fast til biddet. Sæt lidt af kogevandet til side. Dræn pastaen.

3. Vend pastaen med salatblandingen. Tilsæt lidt af kogevandet, hvis pastaen virker tør. Server straks.

Fusilli med ristede tomater

Fusilli med Pomodori al Forno

Gør 4 til 6 portioner

Ristede tomater er en favorit tilbehør i mit hus, noget jeg serverer til fisk, kalvekoteletter eller bøf. En dag havde jeg forberedt en stor pande fuld, men jeg havde ikke noget at servere dem med, bortset fra noget tørret pasta. Jeg smed de ristede tomater og deres juice med friskkogt fusilli. Nu laver jeg det hele tiden.

2 pund modne blommetomater (ca. 12 til 14), skåret i 1/4 tomme tykke skiver

3 store fed hvidløg, finthakket

1/2 tsk tørret oregano

Salt og friskkværnet sort peber

1/3 kop olivenolie

1 pund fusilli

1/2 kop hakket frisk basilikum eller fladbladet persille

1.Sæt en rist i midten af ovnen. Forvarm ovnen til 400°F. Olie en 13 × 9 × 2-tommer bradepande eller bradepande.

2.Fordel halvdelen af tomatskiverne i den tilberedte ret. Drys med hvidløg, oregano og salt og peber efter smag. Top med de resterende tomater. Dryp med olien.

3.Bages indtil tomaterne er meget bløde, 30 til 40 minutter. Tag fadet ud af ovnen.

4.Bring mindst 4 liter vand i kog i en stor gryde. Tilsæt 2 spsk salt, derefter pastaen. Rør grundigt. Kog ved høj varme under jævnlig omrøring, indtil pastaen er al dente, mør, men dog fast til biddet. Dræn pastaen, gem lidt af kogevandet.

5.Læg pastaen på de bagte tomater og vend godt rundt. Tilsæt basilikum eller persille og vend igen, tilsæt noget af det reserverede kogevand, hvis pastaen virker tør. Server straks.

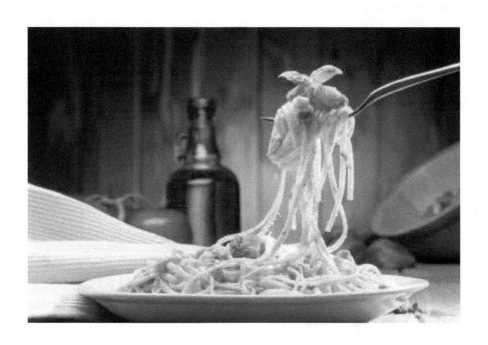

Albuer med kartofler, tomater og rucola

La Bandiera

Gør 6 til 8 portioner

I Puglia kaldes denne pasta "flaget", fordi den har det røde, hvide og grønne af det italienske flag. Nogle kokke laver den med mere væske og serverer den som suppe.

¼ kop olivenolie

2 store fed hvidløg, finthakket

Knip knust rød peber

1½ pund modne blommetomater, skrællet, frøet og hakket (ca. 3 kopper)

2 spsk hakket frisk basilikum

Salt og friskkværnet sort peber

1 pund albuer

3 mellemkogende kartofler (1 pund), skrællet og skåret i 1/2-tommers stykker

2 bundter rucola, trimmet og skåret i 1-tommers længder (ca. 4 kopper)

⅓ kop friskrevet Pecorino Romano

1.Hæld olien i en stegepande, der er stor nok til at holde pastaen.
Tilsæt hvidløg og knust rød peber. Kog over medium varme,
indtil hvidløget er gyldent, 2 minutter.

2.Tilsæt tomater, basilikum og salt og peber efter smag. Bring det i
kog og kog under omrøring af og til, indtil saucen er tyknet lidt,
ca. 10 minutter.

3.Bring mindst 4 liter vand i kog i en stor gryde. Tilsæt 2 spsk salt,
derefter pastaen. Rør grundigt. Når vandet koger tilbage, røres
kartoflerne i. Kog, under jævnlig omrøring, indtil pastaen er al
dente, mør, men dog fast til biddet.

4.Dræn pastaen og kartoflerne, gem lidt af kogevandet. Rør pasta,
kartofler og rucola i den simrende tomatsauce. Kog under
omrøring 1 til 2 minutter, eller indtil pastaen og grøntsagerne er
godt belagt med saucen. Tilsæt lidt af det reserverede kogevand,
hvis pastaen virker tør.

5.Rør osten i og server med det samme.

Linguine i romersk landstil

Linguine alla Ciociara

Gør 4 til 6 portioner

Mine venner Diane Darrow og Tom Maresca, som skriver om italiensk vin og mad, introducerede mig til denne romerske pasta. Navnet betyder "bonde-kvindestil" på den lokale dialekt. Den friske, græsklædte smag af grøn peberfrugt gør denne simple pasta usædvanlig.

1 mellemstor grøn peberfrugt

1/2 kop olivenolie

2 kopper skrællede, frøede og hakkede friske tomater eller drænede og hakkede importerede italienske tomater på dåse

1/2 kop grofthakkede Gaeta eller andre milde oliehærdede sorte oliven

Salt

Knip knust rød peber

1 pund linguine eller spaghetti

1/2 kop friskrevet Pecorino Romano

1. Skær peberfrugten i halve og fjern stilk og frø. Skær peberfrugten i meget tynde skiver på langs, og skær derefter skiverne på tværs i tredjedele.

2. I en stegepande, der er stor nok til at rumme den kogte spaghetti, opvarmes olien over medium varme. Tilsæt tomater, peber, oliven, salt efter smag og knust rød peber. Bring det i kog og kog under omrøring af og til, indtil saucen er lidt tyknet, cirka 20 minutter.

3. Bring mindst 4 liter vand i kog i en stor gryde. Tilsæt 2 spsk salt, derefter pastaen. Rør grundigt. Kog ved høj varme under jævnlig omrøring, indtil pastaen er al dente, mør, men stadig fast til biddet. Dræn pastaen, gem lidt af kogevandet.

4. Kom pastaen i gryden med saucen. Kog og vend over medium varme i 1 minut, tilsæt noget af det reserverede kogevand, hvis pastaen virker tør. Tilsæt osten og vend igen. Server straks.

Penne med forårsgrøntsager og hvidløg

Penne alla Primavera

Gør 4 til 6 portioner

Selvom den klassiske måde at lave en primavera-sauce på er med tung fløde og smør, er denne metode baseret på olivenolie smagt til med hvidløg også god.

¼ kop olivenolie

4 fed hvidløg, finthakket

8 asparges, skåret i mundrette længder

4 grønne løg, skåret i 1/4-tommers skiver

3 meget små zucchini (ca. 12 ounce), skåret i 1/4-tommers skiver

2 mellemstore gulerødder, skåret i 1/4-tommers skiver

2 spsk vand

Salt og friskkværnet sort peber

2 kopper små cherry- eller vindruetomater, halveret

3 spsk hakket frisk fladbladet persille

½ kop friskrevet Pecorino Romano

1.Hæld olien i en stegepande, der er stor nok til at holde pastaen. Tilsæt hvidløg og steg ved middel varme i 2 minutter. Rør asparges, grønne løg, zucchini, gulerødder, vand og salt og peber i efter smag. Dæk gryden til og sænk varmen. Kog indtil gulerødderne er næsten møre, 5 til 10 minutter.

2.Bring mindst 4 liter vand i kog i en stor gryde. Tilsæt 2 spsk salt, derefter pastaen. Rør grundigt. Kog ved høj varme under jævnlig omrøring, indtil pastaen er al dente, mør, men stadig fast til biddet. Dræn pastaen, gem lidt af kogevandet.

3.Rør tomater og persille i gryden med grøntsagerne og vend godt rundt. Tilsæt pastaen og osten og vend igen, tilsæt lidt af det reserverede kogevand, hvis pastaen virker tør. Server straks.

"Slæbt" Pasta med fløde og svampe

Pasta Strascinata

Gør 4 til 6 portioner

Hovedårsagen til at besøge Torgiano i Umbrien er at bo på Le Tre Vaselle, en smuk kro på landet med en fin restaurant. Min mand og jeg spiste denne usædvanlige "slæbte" pasta der for nogle år siden. Korte, spidse pastarør kendt som pennette blev kogt lige i saucen i stil med risotto. Jeg har aldrig set pasta kogt på denne måde andre steder.

Fordi teknikken er helt anderledes, skal du sørge for at læse opskriften igennem, før du begynder, og have bouillonen opvarmet og alle ingredienserne ved hånden, før du begynder.

Lungarotti-familien af vinproducenter ejer Le Tre Vaselle, og en af deres fremragende rødvine, såsom Rubesco, ville være ideel til denne pasta.

1 mellemstor løg, finthakket

6 spsk olivenolie

1 pund pennette, ditalini eller tubetti

2 spsk Cognac

5 kopper varm hjemmelavetKødbouillonellerKyllingefondeller 2 kopper bouillon på dåse blandet med 3 kopper vand

8 ounce skiver hvide svampe

Salt og friskkværnet sort peber

3/4 kop tung fløde

1 kop friskrevet Parmigiano-Reggiano

1 spsk hakket frisk fladbladet persille

1. I en stegepande, der er stor nok til at rumme al pastaen, koges løget i 2 spsk olie ved middel varme, indtil det er mørt og gyldent, cirka 10 minutter. Skrab løget i et fad og tør gryden af.

2. Hæld de resterende 4 spsk af olien i gryden og varm op ved middel varme. Tilsæt pastaen og kog, omrør ofte, indtil pastaen begynder at brune, cirka 5 minutter. Tilsæt cognacen og kog indtil den er fordampet.

3. Kom løget tilbage i gryden og rør 2 kopper af den varme bouillon i. Skru varmen til medium-høj og kog, rør ofte, indtil det meste af bouillonen er absorberet. Rør yderligere 2 kopper af bouillonen i. Når det meste af væsken er absorberet, røres svampene i.

Mens du fortsætter med at røre, tilsæt den resterende bouillon lidt ad gangen efter behov for at holde pastaen fugtig. Smag til med salt og peber.

4. Efter cirka 12 minutter fra du begyndte at tilføje bouillonen, skal pastaen være næsten al dente, mør, men alligevel fast til biddet. Rør fløden i og lad det simre, indtil det er let tyknet, cirka 1 minut.

5. Tag gryden af varmen og rør osten i. Rør persillen i og server med det samme.

Romersk tomat og mozzarella pasta

Pasta alla Checca

Gør 4 til 6 portioner

Da min mand første gang smagte denne pasta i Rom, kunne han lide den så meget, at han spiste den næsten hver dag under vores ophold. Sørg for at bruge en cremet frisk mozzarella og virkelig modne tomater. Det er den perfekte sommerdagspasta.

3 mellemstore modne tomater

1/4 kop ekstra jomfru olivenolie

1 lille fed hvidløg, finthakket

Salt og friskkværnet sort peber

20 basilikumblade

1 pund tubetti eller ditalini

8 ounce frisk mozzarella, skåret i små terninger

1.Skær tomaterne i halve og fjern kernehusene. Pres tomatkernerne ud. Hak tomaterne og kom dem i en skål, der er stor nok til at rumme alle ingredienserne.

2.Rør olie, hvidløg og salt og peber i efter smag. Stabel basilikumbladene og skær dem i tynde bånd. Rør basilikum i tomaterne. Denne sauce kan laves i forvejen og opbevares ved stuetemperatur i op til 2 timer.

3.Bring mindst 4 liter vand i kog i en stor gryde. Tilsæt 2 spsk salt, derefter pastaen. Rør grundigt. Kog ved høj varme under jævnlig omrøring, indtil pastaen er al dente, mør, men stadig fast til biddet. Dræn pastaen og vend den med saucen. Tilsæt mozzarellaen og vend igen. Server straks.

Fusilli med tun og tomater

Fusilli al Tonno

Gør 4 til 6 portioner

Lige så meget som jeg nyder gode friske tunbøffer grillet sjældne, tror jeg nok, at jeg nok endnu mere kan lide tun på dåse. Det laver selvfølgelig gode sandwich og salater, men italienerne har en række andre anvendelsesmuligheder for det, såsom i klassisk Vitello Tonnato (Kalvekød i tunsauce) til kalvekød, eller formet til en paté eller parret med pasta, som kokke ofte laver på Sicilien. Brug ikke vandpakket tun til denne sauce. Smagen er for intetsigende og konsistensen for blød. For den bedste smag og tekstur, brug et godt mærke olivenoliepakket tun fra Italien eller Spanien.

3 mellemstore tomater, hakkede

1 (7-ounce) dåse importeret italiensk eller spansk tun pakket i olivenolie

10 friske basilikumblade, hakket

1/2 tsk tørret oregano, smuldret

Knip knust rød peber

Salt

1 pund fusilli eller rotelle

1.I en stor serveringsskål kombineres tomater, tun med olie, basilikum, oregano, rød peber og salt efter smag.

2.Bring mindst 4 liter vand i kog i en stor gryde. Tilsæt 2 spsk salt, derefter pastaen. Rør grundigt. Kog ved høj varme under jævnlig omrøring, indtil pastaen er al dente, mør, men stadig fast til biddet. Sæt lidt af kogevandet til side. Dræn pastaen.

3.Vend pastaen med saucen. Tilsæt lidt af kogevandet, hvis pastaen virker tør. Server straks.

Linguine med siciliansk pesto

Linguine al Pesto Trapanese

Gør 4 til 6 portioner

Pesto sauce er normalt forbundet med Ligurien, men det vedrører mest basilikum og hvidløg. Pesto på italiensk refererer til alt, der bankes, hakkes eller moses, og det er sådan denne sauce typisk laves i Trapani, en kystby i det vestlige Sicilien.

Der er meget smag i denne ret; ingen ost er nødvendig.

1/2 kop blancherede mandler

2 store fed hvidløg

1/2 kop pakkede friske basilikumblade

Salt og friskkværnet sort peber

1 pund friske tomater, skrællet, frøet og hakket

1/3 kop ekstra jomfru olivenolie

1 pund linguine

1. I en foodprocessor eller blender kombineres mandler, hvidløg, basilikum og salt og peber efter smag. Hak ingredienserne fint. Tilsæt tomater og olie og kør til en jævn masse.

2. Bring mindst 4 liter vand i kog i en stor gryde. Tilsæt 2 spsk salt, derefter pastaen, og tryk den forsigtigt ned, indtil pastaen er helt dækket af vand. Rør grundigt. Kog ved høj varme under jævnlig omrøring, indtil pastaen er al dente, mør, men stadig fast til biddet. Sæt lidt af kogevandet til side. Dræn pastaen.

3. Hæld pastaen i en stor varm serveringsskål. Tilsæt saucen og vend godt rundt. Tilsæt lidt af det reserverede pastavand, hvis pastaen virker tør. Server straks.

Spaghetti med "Crazy" Pesto

Spaghetti al Pesto Matto

Gør 4 til 6 portioner

Denne opskrift er tilpasset fra et hæfte "The Pleasures of Cooking Pasta", udgivet af Agnesi pastafirmaet i Italien. Opskrifterne blev indsendt af hjemmekokke, og forfatteren til denne opskrift har sandsynligvis improviseret denne utraditionelle pesto (deraf navnet).

2 mellemmodne tomater, skrællet, frøet og hakket

1/2 kop hakkede sorte oliven

6 basilikumblade, stablet og skåret i tynde bånd

1 spsk hakket frisk timian

1/4 kop olivenolie

Salt og friskkværnet sort peber

1 pund spaghetti eller linguine

4 ounces blød frisk gedeost

1. I en stor serveringsskål blandes tomater, oliven, basilikum, timian, olie og salt og peber efter smag.

2. Bring mindst 4 liter vand i kog i en stor gryde. Tilsæt 2 spsk salt, derefter pastaen, og tryk den forsigtigt ned, indtil pastaen er helt dækket af vand. Rør grundigt. Kog ved høj varme under jævnlig omrøring, indtil pastaen er mør. Dræn pastaen.

3. Kom pastaen i skålen med tomaterne og vend godt rundt. Tilsæt gedeosten og vend igen. Server straks.

Sløjfer med ukogt Puttanesca-sauce

Farfalle alla Puttanesca

Gør 4 til 6 portioner

Ingredienserne i denne pastasauce ligner dem til<u>Linguine med ansjos og krydret tomatsauce</u>, men smagen er helt anderledes, da denne sauce ikke kræver tilberedning.

1 pint cherry- eller vindruetomater, halveret

6 til 8 ansjosfileter, hakket

1 stort fed hvidløg, meget fint hakket

1/2 kop udstenet og hakket Gaeta eller andre milde sorte oliven

1/4 kop finthakket frisk fladbladet persille

2 spsk kapers, skyllet og hakket

1/2 tsk tørret oregano

1/4 kop ekstra jomfru olivenolie

Salt efter smag

Knip knust rød peber

1 pund farfalle eller tørret fettuccine

1.I en stor serveringsskål kombineres tomater, ansjoser, hvidløg, oliven, persille, kapers, oregano, olie, salt og rød peber. Lad stå 1 time ved stuetemperatur.

2.Bring mindst 4 liter vand i kog i en stor gryde. Tilsæt 2 spsk salt, derefter pastaen. Rør grundigt. Kog ved høj varme under jævnlig omrøring, indtil pastaen er mør. Sæt lidt af kogevandet til side. Dræn pastaen.

3.Vend pastaen med saucen. Tilsæt lidt af kogevandet, hvis pastaen virker tør. Server straks.

Pasta med rå grøntsager

Pasta alla Crudaiola

Gør 4 til 6 portioner

Selleri tilføjer knas og citronsaft en ren, let smag til denne nemme sommerpasta.

2 pund modne tomater, skrællet, frøet og hakket

1 fed hvidløg, meget fint hakket

1 kop møre selleri ribben, skåret i tynde skiver

1/2 kop basilikumblade, stablet og skåret i tynde bånd

1/2 kop Gaeta eller andre milde sorte oliven, udstenede og hakkede

1/4 kop ekstra jomfru olivenolie

1 spsk citronsaft

Salt og friskkværnet sort peber

1 pund fusilli eller gemelli

1. Læg tomaterne i en stor skål med hvidløg, selleri, basilikum og oliven og vend godt rundt. Rør olie, citronsaft og salt og peber i efter smag.

2. Bring mindst 4 liter vand i kog i en stor gryde. Tilsæt 2 spsk salt, derefter pastaen. Rør grundigt. Kog ved høj varme under jævnlig omrøring, indtil pastaen er mør. Dræn pastaen, og vend den derefter hurtigt godt sammen med saucen. Server straks.

"Skynd dig" Spaghetti

Spaghetti Sciue' Sciue'

Gør 4 til 6 portioner

Små druetomater har en stor tomatsmag og er i sæson hele året rundt. Cherrytomater fungerer også godt i denne opskrift. Den napolitanske sætning sciue 'sciue' (udtales shoo-ay, shoo-ay) betyder noget i retning af "skynd dig", og denne sauce er hurtig at lave.

¼ kop olivenolie

3 fed hvidløg, skåret i tynde skiver

Knip knust rød peber

3 kopper vindruetomater eller cherrytomater, halveret

Salt

Knip tørret oregano, smuldret

1 pund spaghetti

1. Hæld olien i en stegepande, der er stor nok til at rumme den kogte pasta. Tilsæt hvidløg og rød peber. Kog over medium varme, indtil hvidløget er let gyldent, cirka 2 minutter. Tilsæt

tomater, salt efter smag og oregano. Kog under omrøring en eller to gange, 10 minutter, eller indtil tomaterne er møre og saften lidt tyknet. Sluk for varmen.

2.Bring mindst 4 liter vand i kog i en stor gryde. Tilsæt 2 spsk salt, derefter pastaen, og tryk den forsigtigt ned, indtil pastaen er helt dækket af vand. Rør grundigt. Kog ved høj varme under jævnlig omrøring, indtil pastaen er al dente, mør, men stadig fast til biddet. Dræn pastaen, gem lidt af kogevandet.

3.Læg pastaen i gryden med tomatsaucen. Skru varmen til høj og kog under omrøring i 1 minut. Tilsæt lidt af kogevandet, hvis pastaen virker tør. Server straks.

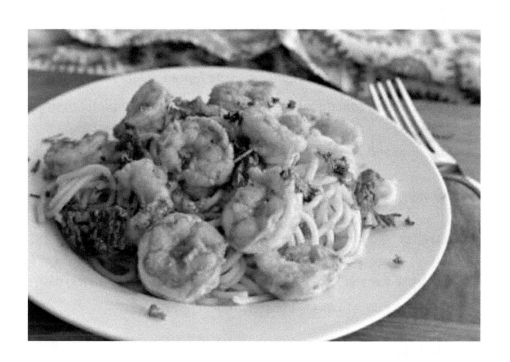

"Vred" Penne

Penne all'Arrabbiata

Gør 4 til 6 portioner

Disse penne i romersk stil kaldes "vrede" på grund af den rødglødende smag af tomatsaucen. Brug lige så meget eller så lidt stødt rød peber, som du vil. Denne pasta serveres normalt uden ost.

¼ kop olivenolie

4 fed hvidløg, let knust

Knust rød peber efter smag

2 pund friske tomater, skrællede, frøet og hakkede, eller 1 (28-ounce) dåse importerede italienske flåede tomater, drænet og hakket

2 friske basilikumblade

Salt

1 pund penne

1. Hæld olien i en stegepande, der er stor nok til at rumme al pastaen. Tilsæt hvidløg og peber og steg indtil hvidløget er dybt gyldent, cirka 5 minutter. Fjern hvidløget.

2.Tilsæt tomater, basilikum og salt efter smag. Kog 15 til 20 minutter, eller indtil saucen er tyk.

3.Bring mindst 4 liter vand i kog i en stor gryde. Tilsæt 2 spsk salt, derefter pastaen. Rør grundigt. Kog ved høj varme under jævnlig omrøring, indtil pastaen er al dente, mør, men stadig fast til biddet. Sæt lidt af kogevandet til side. Dræn pastaen.

4.Overfør pennen til gryden og vend godt over høj varme. Tilsæt lidt af kogevandet, hvis pastaen virker tør. Server straks.

Rigatoni med Ricotta og Tomatsauce

Rigatoni med Ricotta og Salsa di Pomodoro

Gør 4 til 6 portioner

Dette er en gammeldags syditaliensk måde at servere pasta på, som er ret uimodståelig. Nogle kokke kan lide at pynte pastaen bare med tomatsaucen og derefter give ricottaen separat, mens andre kan lide at blande det hele før servering. Valget er op til dig.

2 1/2 dl tomatsauce

1 pund rigatoni, skaller eller cavatelli

Salt

1 kop hel eller delvist skummet ricotta, ved stuetemperatur

Friskrevet Pecorino Romano eller Parmigiano-Reggiano efter smag

1. Tilbered saucen, hvis det er nødvendigt. Bring mindst 4 liter vand i kog i en stor gryde. Tilsæt 2 spsk salt, derefter pastaen. Rør grundigt. Kog ved høj varme under jævnlig omrøring, indtil pastaen er al dente, mør, men stadig fast til biddet.

2.Mens pastaen koger, bringes saucen i kog, hvis det er nødvendigt.

3.Kom lidt af den varme sauce i en opvarmet serveringsskål. Dræn pastaen og kom den i skålen. Vend med det samme, tilsæt mere sauce efter smag. Tilsæt ricotta og rør godt. Passér den revne ost for sig. Server straks.

Sløjfe med cherrytomater og brødkrummer

Farfalle al Pomodorini og Briciole

Gør 4 til 6 portioner

Denne pasta er i øjeblikket meget på mode i Italien. Server den med et skvæt ekstra jomfru olivenolie.

6 spsk olivenolie

1 pund cherry- eller vindruetomater, halveret på langs

1/2 kop almindeligt tørt brødkrummer

1/4 kop friskrevet Pecorino Romano

2 spsk hakket frisk fladbladet persille

Salt og friskkværnet sort peber

1 pund farfalle

Ekstra jomfru oliven olie

1.Sæt en rist i midten af ovnen. Forvarm ovnen til 350°F. Dryp 4 spiseskefulde af olien i en 13 × 9 × 2-tommers bageform. Fordel tomaterne med snitsiden opad i gryden.

2. I en lille skål kombineres krummer, ost, persille, de resterende 2 spsk olivenolie og salt og peber efter smag. Fordel krummerne over tomaterne. Bag 30 minutter eller indtil tomaterne er møre og krummerne er let ristede.

3. Bring mindst 4 liter vand i kog i en stor gryde. Tilsæt 2 spsk salt, derefter pastaen. Rør grundigt. Kog ved høj varme under jævnlig omrøring, indtil pastaen er mør, men lidt understegt. Dræn pastaen og smid den i gryden med tomaterne og et skvæt ekstra jomfru olivenolie. Server straks.

Fyldte skaller

Conchiglie Ripiene

Gør 6 til 8 portioner

Jumbo-pastaskaller ligner både, der sejler i et hav af tomatsauce. På grund af det rige fyld vil denne opskrift give 6 til 8 portioner. Disse skaller er fine til en fest.

Cirka 4 kopper af din yndlings tomatsauce eller ragù,

Salt

1 pakke (12 ounce) jumboskaller

2 pund hel eller delvist skummet ricotta

8 ounce frisk mozzarella, strimlet

1 kop friskrevet Parmigiano-Reggiano

2 spsk hakket frisk fladbladet persille

1 æg, let pisket

Friskkværnet sort peber

1. Tilbered saucen, hvis det er nødvendigt. Bring mindst 4 liter vand i kog i en stor gryde. Tilsæt 2 spsk salt, derefter pastaen. Rør grundigt. Kog ved høj varme under jævnlig omrøring, indtil pastaen er cirka halvkogt, fleksibel, men stadig meget fast. Dræn pastaen og kom den i en stor skål med koldt vand.

2. Bland ricotta, mozzarella, 1/2 kop parmigiano, persille, æg og salt og peber sammen.

3. Sæt en rist i midten af ovnen. Forvarm ovnen til 350°F. Kom et tyndt lag af saucen i en bradepande, der er stor nok til at holde skallerne i et enkelt lag. Dræn pastaskallerne godt og dup dem tørre. Fyld skallerne med osteblandingen og læg dem side om side i fadet. Hæld den resterende sauce på. Drys med den resterende 1/2 kop ost.

4. Bag skallerne 25 til 30 minutter, eller indtil saucen bobler, og skallerne er gennemvarmet.

Spaghetti med pecorino og peber

Spaghetti Cacio og Pepe

Gør 4 til 6 portioner

Tørret pasta begyndte at blive fremstillet kommercielt i det fjortende århundrede i Napoli. En pastamaskine var kendt som en vermicellaio, og pasta blev kaldt ved det generiske navn vermicelli, der betyder "små orme", fordi det meste pasta blev lavet til lange tråde.

Romerne laver denne hurtige pasta med masser af sort peber og Pecorino Romano. I denne ret med så få ingredienser, brug frisk pecorino af god kvalitet og riv den lige inden du skal bruge den, for den bedste smag.

Salt

1 pund spaghetti eller linguine

2 spsk ekstra jomfru olivenolie

1 spsk groftkværnet sort peber

1 kop friskrevet Pecorino Romano

1. Bring mindst 4 liter vand i kog i en stor gryde. Tilsæt 2 spsk salt, derefter pastaen, og tryk den forsigtigt ned, indtil pastaen er helt dækket af vand. Rør grundigt. Kog ved høj varme under jævnlig omrøring, indtil pastaen er al dente, mør, men stadig fast til biddet. Dræn pastaen, gem lidt af kogevandet.

2. I en stor serveringsskål, smid pastaen med olie, peber, halvdelen af osten og lidt af kogevandet, indtil osten er smeltet. Vend pastaen igen med den resterende ost. Server straks.

Linguini med citron

Linguine al Limone

Gør 4 til 6 portioner

Ingredienserne til denne opskrift - pasta, smør, en citron og ost - kunne være et italiensk stilleben. Dette er så nemt at gøre; du kan lave saucen, mens pastaen koger. Som en variation tilsættes hakket basilikum eller persille til pastaen lige inden servering.

1 pind (4 ounce) usaltet smør

Revet skal af en citron

2 spsk frisk citronsaft

Salt

Friskkværnet sort peber

1 pund linguine

3/4 kop friskrevet Parmigiano-Reggiano

1.I en stegepande, der er stor nok til at rumme al pastaen, smelt smørret over medium varme. Fjern fra varmen og rør citronskal og -saft, et nip salt og peber i efter smag.

2.Bring mindst 4 liter vand i kog i en stor gryde. Tilsæt 2 spsk salt, derefter pastaen, og tryk den forsigtigt ned, indtil pastaen er helt dækket af vand. Rør grundigt. Kog ved høj varme under jævnlig omrøring, indtil pastaen er al dente, mør, men stadig fast til biddet. Dræn pastaen, gem lidt af kogevandet.

3.Tilsæt pastaen til saucen og vend godt rundt. Tilsæt osten og vend igen. Rør en spiseskefuld eller to af kogevandet i, hvis pastaen virker tør. Server straks.

Linguine med ricotta og urter

Linguine med Ricotta e le Erbe Fini

Gør 4 til 6 portioner

Dette er en af de hurtigste pastaer, jeg kender, og en lækker sommerret. Server den efterfulgt af en frisk tomat- og rødløgssalat.

1 pund linguine

Salt

¼ kop ekstra jomfru olivenolie

2 spsk klippet frisk purløg

2 spsk finthakket frisk fladbladet persille

1 spsk hakket frisk timian

1 tsk hakkede friske rosmarinblade

1 kop hel eller delvist skummet ricotta

Friskkværnet sort peber

1.Bring mindst 4 liter vand i kog i en stor gryde. Tilsæt 2 spsk salt, derefter pastaen, og tryk den forsigtigt ned, indtil pastaen er helt dækket af vand. Rør grundigt. Kog ved høj varme under jævnlig omrøring, indtil pastaen er al dente, mør, men stadig fast til biddet. Dræn pastaen, gem lidt af kogevandet.

2. I en stor serveringsskål, smid pastaen med olie og krydderurter. Tilsæt ricotta og en generøs kværn sort peber og vend igen. Tilsæt lidt af kogevandet, hvis pastaen virker tør. Server straks.